CONTRIBUTION A L'ÉTUDE

DE

LA MYOSITE.

DU MÊME AUTEUR :

Contribution à l'étude de la maladie bronzée d'Addison. — Paris, Delahaye, 1875.

Sur la pustule maligne en Flandre. — Journal des Sciences médicales de Lille, 1879.

Médecine des chemins de fer. — *Côté médico-légal de l'affaire* ***.

L'huile de foie de morue. — *Sa préparation et son épuration dans l'industrie et dans la pharmacie.*

Notes diverses. — Bulletin médical du Nord de la France. — Gazette des hôpitaux. — Revue médicale française et étrangère. — Union médicale. — Journal des Sciences médicales de Lille. — Journal d'Hygiène.

Communications et présentations diverses. — Société centrale de médecine du Nord de la France. — Assemblée générale des médecins de la Compagnie du chemin de fer du Nord. — Société des Sciences médicales de Lille. — Société de Chirurgie de Paris.

CONTRIBUTION A L'ÉTUDE

DE

LA MYOSITE

PAR

LE Docteur F. GUERMONPREZ,

Chargé de cours à l'Université catholique de Lille,
Médecin de la Compagnie du Chemin de fer du Nord,
Membre de l'Académie médico-philosophique de Saint-Thomas-d'Aquin,
de la Société des Sciences médicales de Lille,
des Sociétés Botanique de France et Zoologique de France.

DEUXIÈME TIRAGE.

PARIS,

LIBRAIRIE J.-B. BAILLIÈRE ET FILS,

19, RUE HAUTEFEUILLE, 19

(près le boulevard Saint-Germain).

1880.

CONTRIBUTION A L'ÉTUDE

DE

LA MYOSITE.

Nihil temere affirmandum,
Nihil contemnendum.
(HIPPOCRATE.)

« Les troubles d'origine traumatique.... du mouvement, surtout en ce qui concerne le membre supérieur, sont aujourd'hui assez bien connus (1). » On peut l'affirmer sans crainte pour tout ce qui concerne les pièces du squelette, les organes de la circulation et même ceux de l'innervation. Mais on nous permettra de faire une réserve pour les muscles.

C'est pour ce motif que nous avons pensé utile de faire connaître au public médical une observation de myosite, après une fracture très simple de l'extrémité inférieure du radius. Nos honorés col-

---

(1) Ch. Féré et L. Jagot. *Note sur une complication des fractures de l'extrémité inférieure du radius*, in *Progrès médical* du 11 octobre 1879, p. 789-1.

lègues de la Société des Sciences médicales de Lille ont constaté
ce fait dans la séance du 7 juin dernier (1).

Nous aurions pu en demeurer là, mais, en faisant quelques
recherches dans le but d'être plus utile à notre petit blessé, nous
trouvons que « les myosites sont fort mal connues (2) » ; que « c'est
une affection extrêmement rare, dont beaucoup de médecins con-
testent même l'existence (3); » qu'elle « a été l'objet d'études
nombreuses, mais dont les résultats sont loin d'être identiques (4). »

Il n'y a pas très longtemps le professeur Grisolle écrivait que
« l'histoire de la myosite est encore peu avancée. Il est impossible, avec le peu d'éléments qu'on possède, d'en tracer une histoire
satisfaisante. M. Dionis l'a tentée dans sa thèse, mais la science a
besoin d'observations plus précises (5). » Et plus près de nous,
Follin le dit aussi : « Les observations cliniques de myosite sont
peu nombreuses et souvent fort incomplètes (6). »

Nous n'en voulons pas davantage pour justifier l'importance de
l'observation suivante, et les recherches ainsi que les conclusions
dont nous avons cru devoir la faire suivre.

Nous en rapprocherons les faits connus de *myosite protopathique*
(Hayem) que nous pourrions appeler classique. C'est assez dire

---

(1) Cf. *Journal des Sciences médicales de Lille*, juillet 1879, p. 620.

(2) Le Dentu. *Myosite syphilitique du muscle jumeau externe*. Leçon clinique
donnée à l'Hôtel-Dieu de Paris le 3 octobre 1874, recueillie par M. G. Maunoury ;
in *Gazette des hôpitaux*, 13 mai 1875, p. 434-2.

(3) A. Grisolle. *Traité élém. et pratique de pathologie interne*, 7e éd. Paris,
1857. — I.569.

(4) A. Hénocque. Art. *Musculaire*. — *Path. chirurg.* du *Dict. encycl. des Sc.
méd.* Paris, 1877 (2e série), tome XI, p. 103.

(5) A. Grisolle, *loco citato*, I.570.

(6) E. Follin. *Traité él. de path. externe*. Paris, 1867. II.162.

que, dans toute cette étude, nous éliminerons d'abord tous les cas de myosite de la langue. Il est admis en effet que la *glossite* aiguë peut se terminer par suppuration. « On a observé des abcès dans tous les points de la langue et à tous les âges de la vie », dit M. le professeur Bouisson (¹).

Nous éliminerons ensuite la myocardite, qui mérite une étude toute spéciale.

La myosite ainsi délimitée peut encore atteindre tous les muscles de la vie de relation, spécialement ceux des membres, du tronc, du cou et même de la tête.

Il est vrai que, pour beaucoup de praticiens il n'y a « rien de plus rare que la véritable inflammation des muscles de la vie animale (²). » On trouve bien que « l'atrophie des muscles, à la suite de contusions, est loin d'être rare (³) » ; mais c'est avec raison parmi les résultats *éloignés* des blessures par armes de guerre que M. le professeur Legouest range les atrophies de cette nature. Il indique suffisamment par là qu'il n'entend parler que de ces accidents si connus de tous les chirurgiens, et qui sont la conséquence de l'immobilisation prolongée. Au surplus, nous n'avons rencontré l'expression « myosite » en aucun endroit de cette œuvre magistrale.

---

(1) Bouisson. Art. *Langue* du *Dict. encycl. des Sc. méd.*

(2) Ollivier. Art. *Muscles* du *Dict. en 30.* Paris, 1839. Tome XX , p. 363.— « Il est peut-être sans exemple qu'on ait observé un abcès chaud dans le tissu même des muscles. » Denonvilliers. Art. *Abcès* du *Dict. encycl. des Sciences méd.* — Cf. Louis-Hubert Rœseler. *Des abcès phlegmoneux des muscles.* Thèse N⁰ 176 de Paris. 1875, p. 54. — « Les abcès chauds des muscles, lésion d'une extrême rareté, sont le plus souvent petits et globuleux ; on les rencontre le plus souvent dans la langue, les muscles du bras, mais je crois qu'on n'en a pas signalé dans les muscles de la jambe. » Le Dentu, *loco cit.*, *Gaz. des hôp.*, 434.1.

(3) E. Legouest. *Traité de chirurgie d'armée*, 2ᵉ éd. Paris, 1872, p. 670.

D'après Follin « on trouve dans un travail de Ploucquet (1), publié à la fin du siècle dernier, quelques notions, très vagues à la vérité, sur l'inflammation des muscles, confondue trop souvent avec les douleurs rhumatismales, syphilitiques, etc. » (2).

Selon Chassaignac (3), « Hunter paraît être un des premiers qui aient observé la suppuration fibrillaire » (des muscles). Et il reproduit le passage tout entier : « Ce tissu paraît être de tous les tissus du corps humain le moins susceptible de l'inflammation et de ses conséquences, etc. » (*Œuvres de Hunter*, III, 587.)

Cette appréciation du chirurgien anglais est restée celle des auteurs modernes : « La première réflexion, » disent les auteurs du Compendium de chirurgie, « la première réflexion que fait naître l'étude de l'inflammation des muscles, c'est qu'il est étonnant que ces organes doués d'une vitalité si active, pourvus d'un nombre si considérable de vaisseaux et de nerfs, ne soient pas plus souvent le siége de l'inflammation. Tous les auteurs ont fait cette observation, et ils ont donné du fait des explications diverses. » (4) « L'inflammation des muscles, qu'on appelle *myositis* ou myosite, est extrêmement rare, et cependant l'activité vitale de ces organes est grande, les vaisseaux et les nerfs qui les parcourent sont nombreux (5). »

Cette opinion est devenue tellement classique, que la myosite a été, pour ainsi dire, quelque chose d'invraisemblable. Il a fallu les

---

(1) *Dissertatio de myositide et nevritide.* Tubingue, 1790.

(2) E. Follin, *loco cit.*, p. 162.

(3) E. Chassaignac. *Traité pratique de la suppuration et du drainage chirurgical.* Paris, 1859. I.886.

(4) Bérard, Denonvilliers et Gosselin. *Compendium de chir. prat.* Paris, 1846. Tome II, p. 201-2.

(5) Aug. Vidal (de Cassis). *Traité de path. externe,* 4e éd. Paris, 1855. II.662

expériences de Gendrin (1) sur les animaux pour établir la possibilité de ces inflammations.

L'honneur d'en avoir établi la certitude clinique en revient surtout à M. le D*r* Dionis des Carrières. Dans sa thèse (2), « inspirée
par les leçons sur la myosite faites par Velpeau à la Charité, (cet
auteur) s'est attaché à démontrer qu'il existe, en dehors des affections générales, telles que la morve, le farcin, l'infection purulente,
une inflammation du corps charnu des muscles (3). »

Depuis cette époque, bien des auteurs ont contribué à élucider
ce point de pathologie. Rapportons d'abord le cas que nous avons
observé. Nous le rapprocherons ensuite de ceux dont nous avons
pu nous procurer la relation.

---

(1) Gendrin. *Histoire anatomique des inflammations*. Paris, 1826. II. 188.

(2) Dionis des Carrières. *Étude sur la myosite*. Thèse Nº 6 de Paris, 1851.

(3) Louis-Hubert Rœseler. *Des abcès phlegmoneux des muscles*. Thèse Nº 176 de Paris, 1875, p. 54.

Louis Bassart, âgé de 11 ans (9 mai) est maigre, pâle et présente tous les attributs du tempérament lymphatique. A la partie supérieure de la région sterno-mastoïdienne se trouve une cicatrice d'adénite, dont la configuration suffit pour caractériser la nature scrofuleuse ; sa surdité actuelle est probablement de même cause.

Son père est mort d'une phthisie pulmonaire chronique peu de temps après la naissance de Louis. Rien de notable dans les maladies observées chez les autres membres de sa famille, sauf cette circonstance qu'il n'y a jamais eu de rhumatisants ni parmi ses proches actuellement vivants ni parmi les quatre qui sont morts.

Il ne fait pas d'autre travail que ce que font les écoliers de son âge *et n'a jamais fait* le moindre exercice *de gymnastique.*

Le 8 mai, pendant l'après-midi, il se tient debout sur la planche d'une escarpolette, qui est au repos à 15 ou 20 centimètres au-dessus du sol, et, dans un mouvement maladroit, alors qu'il ne se tient pas aux cordes, il tombe la face contre terre.

On lui reconnaît immédiatement : 1° sur le côté droit de la région frontale une plaie contuse, large d'environ trois centimètres, et au fond de laquelle l'os est mis à nu sur une étendue d'environ 15 millimètres ; 2° une fracture de l'extrémité inférieure du radius droit.

Pour éliminer ce qui concerne la plaie de tête, disons de suite que cette plaie, lavée avec soin, fut réunie à l'aide de deux points de suture métallique (fil d'argent). La réunion se fit par première intention.

La fracture de l'extrémité inférieure du radius droit, qui est (le 7 juin) si heureusement guérie[1], était si évidente qu'elle fut reconnue *à distance* par notre excellent ami, **M.** le professeur Augier, qui vit le blessé en même temps que nous au moment de l'accident. La déformation en talon de fourchette (Velpeau) était très-marquée par la saillie de la main et du poignet du côté de la face dorsale jusqu'à deux travers de doigts au-dessus de l'articulation radio-carpienne, et surtout par la saillie du côté de la face palmaire remarquablement située au-dessus du pli articulaire de l'avant-bras avec la main.

L'enfant explique très-bien que la main était étendue au moment de l'accident. Nous n'avons aucun moyen de déterminer s'il convient de rapporter cette fracture à une extension exagérée de la main suivant Bouchet[2] ou bien, suivant Nélaton, à ce que le radius, pris entre deux forces, le sol qui résiste et le poids du corps, cède à son extrémité inférieure. Toutefois, nous inclinerions plutôt vers cette dernière interprétation à cause de l'intensité de la déformation, qui est si fortement marquée, qu'il y a lieu de craindre tout d'abord une fracture des deux os.

Par la palpation, nous constatons que la fracture du radius est transversale et qu'elle siège à 15 ou 18 millim. au-dessus de la surface articulaire, tandis que le cubitus reste intact. ou du moins n'a pas plus qu'une simple fêlure.

D'ailleurs tous les signes de la fracture se reconnaissent aisément. En même temps que la déformation, on trouve la perte des mouvements et cette douleur vive, qui fait que le blessé, oublieux de sa plaie de tête et des autres contusions dont il est atteint, ne veut

---

(1) Le 7 juin, au moment où le petit blessé a été présenté à la Société des Sciences médicales de Lille.

(2) Bouchet. *Sur les luxations du poignet*. Thèse de Paris, 1884.

laisser à personne le soin de soutenir sa main et son poignet, sur lesquels se concentrent toute sa sollicitude.

Nous avons procédé à la réduction au moment où la tuméfaction commençait à se développer. Tandis qu'un aide maintenait solidement le coude, nous avons fait l'extension simple en exerçant des tractions sur la main, qu'il était facile de maintenir au-dessus des articulations métacarpo-phalangiennes après l'écartement du pouce. Ces tractions faites progressivement, sans secousses, sans brusquerie, n'ont fait percevoir ni crépitation, ni claquement. Dès que la réduction fut achevée, un second aide maintint la situation acquise, et une bande fut roulée simplement, sans constriction exagérée.

Les aides ayant alors abandonné le membre, comme la réduction paraissait bien maintenue, l'appareil de Dupuytren ne fut pas employé. Trois attelles, sans compresses graduées, mais avec de simples coussins ordinaires, furent appliquées dans le but d'obvier aux mouvements que fait l'enfant spécialement pendant la nuit. Le tout est maintenu à l'aide des bandelettes en tissu élastique avec boucles, qu'il est facile de serrer ou de desserrer. Le membre est ainsi immobilisé dans la pronation, à peu près comme dans la méthode du professeur Jarjavay [1] et il est placé dans une écharpe.

Dès l'instant que les aides abandonnent l'extension et la contre extension (qui étaient cependant faites sans violence, sans brutalité), l'enfant cesse d'accuser de la douleur ; et lorsqu'il nous quitte, il ne souffre plus, ni au niveau de la fracture, ni dans le poignet, ni en aucun point de ce membre. Il n'est plus préoccupé que des sutures du front.

Quatre heures environ après que l'appareil est installé, le petit blessé accuse un peu de douleur dans l'avant-bras, sans pouvoir en préciser le siége. Nous constatons en ce moment que l'appareil n'est pas

---

(1) **Jarjavay**. *Du mode de réduction et du maintien des fragments dans la fracture de l'extrémité inférieure du radius, etc.*

trop serré. Nous indiquons cependant de quelle manière on peut diminuer la constriction dans le cas où le gonflement serait rapidement intense.

Le membre est installé sur un plan incliné, la main en haut.

Un peu de fièvre étant survenue, un purgatif est indiqué pour le lendemain matin.

La nuit se passe dans l'agitation, sans sommeil. La douleur augmente sans se localiser. L'appareil est un peu desserré à plusieurs reprises par l'enfant lui-même.

Le 9, après le purgatif, la douleur diminue et la fièvre tombe. Le facies est très-bon ; l'état général est satisfaisant.

Vers midi, la douleur survient de nouveau ; l'enfant desserre de plus en plus les trois liens, de telle façon qu'au moment de la visite du soir, l'appareil étant devenu illusoire, les attelles et coussins sont enlevés en même temps que les liens. La bande roulée est maintenue et le plan incliné est relevé de manière que le membre fait un angle de 45° environ.

On ne reconnaît aucune chaleur locale, aucune sensibilité, aucune teinte violacée, aucun refroidissement des doigts, aucun bourrelet des parties cutanées ni à l'une ni à l'autre extrémité de l'appareil. D'ailleurs le petit blessé, sans éprouver de bien-être, affirme qu'il ne souffre plus.

La nuit est d'abord calme, mais sans sommeil, puis de plus en plus agitée, et même un peu plus agitée que la précédente.

Le 10 au matin, la douleur est plus forte que la veille, surtout localisée *vers le tiers supérieur* et *vers le tiers inférieur de l'avant-bras* (par conséquent au-dessus du niveau de la fracture). Cette douleur ne ressemble ni à des battements, ni à des picotements, ni à des lancements. Autant que l'enfant peut en rendre compte, c'est une douleur sourde et cuisante : « Cela brûle », dit-il. Il y a une augmentation de la température surtout au niveau des deux points indiqués par l'enfant. De plus les mouvements spontanés des doigts, même les plus minimes , sont absolument impossibles. Il existe un bourrelet au-delà *de l'extrémité supérieure* de la bande roulée. Cette saillie est marquée depuis le pli du coude jusque vers le quart supérieur de l'avant-bras , là où commence la bande roulée. Cependant, il n'existe aucun rebord analogue à l'autre extrémité de la bande roulée , c'est-à-dire vers les doigts. D'ailleurs les doigts ne sont ni violacés ni refroidis.

La fièvre est beaucoup plus intense , le pouls à 120 , la langue sèche à la pointe et un peu sur la ligne médiane, la soif est intense et la sueur, qui est continuelle , devient étonnamment abondante dès qu'on tente d'imprimer un mouvement aux doigts.

Cette tentative provoque une telle douleur qu'il n'y a pas lieu d'insister. Toutefois , les articulations des doigts et du poignet ne sont, non plus que les autres, ni rouges , ni anormalement chaudes, ni sensibles à la pression au niveau des ligaments.

La céphalalgie et l'anorexie demeurent , comme la veille , peu marquées.

En présence de cette situation, bien que pour tout appareil il n'y ait plus qu'une simple bande , nous avions à opter entre l'opinion des chirurgiens (Diday , Voillemier , Nélaton , Velpeau , Follin , Duplay, etc.) qui recommandent de n'enlever l'appareil qu'au bout de 20 ou même 30 jours, et l'opinion de Jarjavay, qui pense « que vers les » quatrième et cinquième jour.... le chirurgien est autorisé à lever » l'appareil (1). » Nous rappelant alors, d'une part, que parmi les chirurgiens de la première catégorie il s'en trouve (2) qui considèrent comme « très essentiel d'abréger autant que possible la durée d'ap- » plication de l'appareil; » nous assurant d'autre part que l'enfant redoute, non seulement les mouvements des doigts et du poignet,

---

(1) Jarjavay, *loco cit.*

(2) Follin, *loco cit.*, II, 875.

mais encore ceux du coude, nous enlevons la bande roulée, non sans provoquer quelque douleur, et nous abandonnons le membre sur le même plan incliné à 45° environ. La fracture demeure bien réduite. Comme le membre est incapable d'aucun mouvement spontané et que d'ailleurs tout mouvement provoqué est horriblement douloureux, nous avons lieu d'espérer qu'aucun déplacement ne sera produit bien qu'il ne reste aucun appareil, pas même le plus simple, pour s'y opposer. En quelques instants le bourrelet qui existait au-delà de la bande, du côté du pli du bras, a disparu et les empreintes laissées par les différents tours de bande sont dissipées.

On reconnaît dès ce moment une rougeur diffuse de tout l'avant-bras, rougeur plus marquée aux deux points que l'enfant indique comme les plus douloureux. Cette rougeur, bien que plus marquée que celle d'une articulation atteinte de rhumatisme aigu, est cependant beaucoup moins intense que celle d'un phlegmon. La chaleur est par tout l'avant-bras brûlante, pénible à la main ; mais c'est surtout dans les deux points indiqués par l'enfant que cette chaleur est âcre et vraiment mordicante. Il n'y a cependant ni empâtement, ni phlyctène, ni tumeur circonscrite, ni sensibilité superficielle comme dans un phlegmon. Nous réservant d'agir quelques heures plus tard, nous indiquons seulement un bain prolongé et chaud, puis des cataplasmes très chauds de farine de lin.

Vers midi, véritable amélioration, (nouveau bain, nouveaux cataplasmes).

Dans la soirée, l'amélioration est encore plus marquée ; l'état général est satisfaisant ; le facies presque bon ; le pouls à 105 ; la soif encore vive ; l'enfant a su prendre un potage au pain (même traitement).

La nuit est agitée. Le blessé est pris de délire sans grands mouvements, sans danger pour son bras ; mais il ne reconnaît plus sa mère ; sa conversation est très agitée, décousue. Il se montre capricieux, méchant, inconstant ; exigeant ; mais sans faire aucun mouvement.

Le 11 au matin il est très affaibli ; son facies exprime la souffrance et la fatigue en même temps. Il est pâle ; les traits sont allongés ; ses yeux indiquent un assoupissement qui ne sait pas trouver le sommeil ; la langue est sèche. Les dents et les lèvres ont été humectées d'une tranche de citron. Le pouls est à 150 ; le front brûlant. L'urine très chargée d'acide urique. Il n'y a rien à noter, ni du côté du cœur, ni vers les poumons.

L'avant-bras est plus douloureux que jamais.

La tuméfaction a notablement augmenté : cet avant-bras est doublé de volume ; mais sa forme demeure bien normale. La peau, moins rouge que la veille, est un peu tendue, un peu luisante, parfaitement mobile, non douloureuse, ni empâtée, sans phlyctènes, mais avec quelques petites pustules qui rappellent celles qu'il est fréquent d'observer après l'usage prolongé de cataplasmes préparés à l'aide d'une farine de graine de lin qui n'est pas fraîche. Cependant l'exploration indique une sensibilité très exagérée dans les parties molles de l'avant-bras. Ce n'est cependant pas cette sensibilité exquise, qui semble siéger dans les parties superficielles, sensibilité qu'on observe dans le phlegmon diffus et qui fait qu'on ne sait par où prendre le membre. Tout ce qu'on peut affirmer, c'est que la sensibilité est extrêmement exagérée. L'exploration montre en outre que la région cubitale n'est pas aussi sensible au toucher que ne le sont les faces antérieures et postérieures du membre. La même exploration tentée du côté du radius, ne donne aucun résultat : l'enfant est trop fatigué.

Les mouvements tant provoqués que spontanés sont aussi impossibles que la veille.

La chaleur donne à la main la même sensation pénible, mais plus forte.

La douleur est probablement la même, puisque l'enfant affirme bien qu'il n'éprouve ni battement, ni lancement, ni picotements.

Nous faisons appliquer immédiatement cinq sangsues, dont trois sur le point supérieur qui est indiqué comme le plus douloureux et deux sur l'autre. L'enfant prend un second purgatif. Des cataplasmes chauds, appliqués sur les piqûres de sangsues, prolongent l'écoulement du sang pendant près de 24 heures et favorisent ainsi une saignée locale qui, au lieu d'être une déplétion temporaire brusquement interrompue, devient un écoulement progressivement décroissant qui n'expose pas aux congestions compensatrices, dès que la saignée est interrompue.

A partir de ce moment, l'amélioration devient très-appréciable ; le facies redevient bon ; pouls, 105 ; l'enfant *ne souffre plus dès que son avant-bras demeure immobile ;* il redemande ses jouets et demande à manger pour la première fois.

12. L'exploration permet de reconnaître que le radius est tout aussi étranger aux accidents que le cubitus lui-même. La peau a sa couleur et sa consistance normales. Les mouvements de l'avant-bras sur le bras redeviennent possibles, mais très-limités. Les autres mouvements demeurent totalement impossibles. L'enfant redoute qu'on imprime un mouvement à son poignet ou à ses doigts. Cependant l'exploration, pratiquée avec précaution, est bien supportée.

13 et jours suivants, l'amélioration continue. Le plan incliné et les cataplasmes sont continués.

16. La peau redevient rouge vers le milieu de la face dorsale de l'avant-bras. L'exploration indique de nouveau une sensibilité des parties molles immédiatement au-dessous de la peau. C'est cette exploration qui révèle la forme en fuseau des muscles, leur consistance dure, comme ligneuse, peut-être même cornée. Ce point, indiqué par l'enfant comme spontanément douloureux, est brûlant de cette chaleur âcre, mordicante, qui est en même temps différente et plus forte que celles que produisent soit un anthrax au début, soit une forte névralgie. Une sangsue, appliquée de la même manière que les cinq premières, donne un résultat analogue.

17. Les symptômes en tout semblables se manifestent un peu plus

haut et sur une plus grande étendue. Deux sangsues. Nouvelle amélioration immédiate.

19. Mêmes symptômes un peu au-dessus du niveau de la fracture, mais dans une étendue restreinte. Une sangsue. Même résultat que la veille et l'avant-veille.

30. Une grippe intercurrente indique un troisième purgatif et quelques sudorifiques.

7 juin. Au moment où ce petit blessé est présenté à la Société des Sciences médicales de Lille, l'état général est bon : l'appétit et les autres fonctions se font normalement.

La plaie de tête n'est plus indiquée que par la cicatrice qui est bien celle qui succède à une plaie réunie par première intention.

La fracture est tellement consolidée qu'on ne trouve le cal qu'avec quelque difficulté.

Sur la face antérieure de l'avant-bras, on reconnaît les fuseaux formés par les muscles qui sont encore très-durs vers leur partie inférieure, de plus en plus mous à mesure qu'on approche davantage du pli du bras, et de consistance parfaitement normale vers le pli du bras. Tous les muscles paraissent intéressés. En les faisant rouler sous les doigts, on peut distinguer les rapports des muscles superficiels entre eux.

Sur la face postérieure, la guérison paraît moins avancée : les fuseaux musculaires semblent durs dans presque toute leur étendue, depuis leurs insertions supérieures jusqu'à leurs tendons.

La peau est normale, sauf au niveau des macules laissées par les quelques pustules signalées plus haut et une large pustule d'echthyma survenue après coup (vers le 20 mai) sur le bord cubital de la main, et qui a laissé une kéloïde.

La température est notablement plus élevée au niveau des noyaux indurés ; mais cette chaleur n'est nullement pénible à la main qui explore.

La pression, exercée avec précaution, n'est pas douloureuse. Elle devient très-pénible dès qu'on l'exerce violemment. Si on cherche à faire rouler les muscles superficiels pour arriver à explorer les muscles de la couche profonde, la pression exercée sur les premiers pendant cette exploration est tellement douloureuse, qu'elle arracherait des larmes à l'enfant si on insistait.

La situation de la main est encore la même que le lendemain de l'accident.

Les mouvements de pronation et de supination, qui étaient tout d'abord absolument nuls, sont déjà très-appréciables.

Ceux du poignet et des doigts sont encore à peu près nuls, mais il en existe quelque chose.

La main demeure toujours dans la même situation, qu'elle soit placée sur la table, ou sur son plan incliné, ou déposée dans son écharpe. Elle est légèrement renversée vers la face dorsale de l'avant-bras. Le pouce, presque raide, demeure immobile, presque parallèle au bord radial du deuxième métacarpien et de l'index, la phalange unguéale étant un peu repliée. Les quatre autres doigts demeurent repliés en griffe, la phalange métacarpienne étant très redressée, la moyenne un peu fléchie, et l'unguéale très fléchie.

Cette situation inspire de réelles inquiétudes, au sujet de la terminaison de cette flexion exagérée. Si l'on cherche à redresser les doigts (ce que l'enfant redoute toujours énormément), on sent au niveau du poignet, et mieux encore au-dessus du poignet, le soubresaut que font ensemble les muscles et les tendons correspondants, qui sont enraidis et « tout d'une pièce. » On retrouve aisément les mêmes signes du côté des extenseurs dès que l'on fait effort pour fléchir les doigts.

Le massage n'a pu être fait jusqu'à présent que sous forme de simples frictions. Pratiquées avec douceur, ces frictions sont agréables à l'enfant et il les fait lui même volontiers; pratiquées fortement, brutalement, elles sont très-mal supportées et réellement douloureuses.

Les courants continus, qui ne paraissent pas indiqués pour le moment, n'ont pas été essayés.

Les courants induits et interrompus ont donné les résultats suivants : Les muscles enflammés supportent aisément un courant deux et même trois fois plus intense que les muscles sains du côté opposé. Mais cette insensibilité relative au courant du fil fin [1], va chaque jour en diminuant en suivant une progression assez rapide. Un résultat plus intéressant est celui-ci : Si les deux électrodes sont placés sur un même muscle, ce n'est pas le muscle ainsi électrisé directement qui entre en mouvement, c'est un autre muscle ou un groupe de plusieurs autres. Ce même muscle, qui ne répond pas à l'électrisation directe, pour ainsi dire, peut répondre au courant dirigé sur un muscle voisin ou même du côté opposé de l'avant-bras.

Dès la fin de mai, cet enfant prend chaque jour deux grandes cuillerées de la préparation suivante, qui est suffisamment indiquée par la diathèse scrofulo-lymphatique :

Extrait de noyer	20 grammes.	
Iodure de potassium.................	10	»
Essence d'anis, gouttes N° XV.		
Miel blanc		
Eau distillée de menthe.............	aa 75	»
Sirop de quinquina.................		
Huile de foie de morue	aa 250	»

Après un état longtemps stationnaire, et pendant lequel, en juillet et août, l'enfant languissait, l'amélioration reprit sa marche lente mais régulièrement croissante.

Les vésicatoires ne furent pas acceptés.

Mais pendant tout ce temps on essaya successivement et toujours

---

(1) Le courant du gros fil, de même que celui dit « somme des courants », sont toujours plus douloureusement supportés que celui du fil fin de l'appareil Morin, modifié par Chard'n.

sans résultat les courants continus (piles au sulfate de cuivre), les courants induits et interrompus (fil fin de l'appareil Morin, modifié par Chardin avec la pile Faucher), puis les bains stimulants, les bains émollients, les cataplasmes, l'enveloppement dans un tissu imperméable, les emplâtres de Vigo C.M., le diachylon gommé, l'onguent napolitain tantôt simple, tantôt belladonné, l'onguent d'althœa et bien d'autres que nous n'avons pas indiqués.

Tous ces moyens n'ont jamais paru donner de résultat.

Le massage, que nous pratiquions nous-même, assouplissait le membre et toujours les mouvements gagnaient un peu d'étendue ; mais ce regain n'était que de courte durée. Après quelques heures, les mouvements paraissaient encore plus limités qu'avant la séance de massage.

Contre la flexion de la main en griffe qui était de plus en plus marquée, nous avons en vain essayé les mouvements forcés que l'enfant supportait cependant avec beaucoup d'énergie. Sa mère, après les avoir provoqués de son côté, nous ayant affirmé qu'elle obtenait un résultat plus complet comme redressement par les mouvements forcés avec une grande lenteur et une extrême patience, nous avons tenté de réaliser d'abord et de maintenir ensuite le profit d'un résultat analogue.

A cet effet, nous avons construit et fixé sur une attelle de bois différentes petites planchettes constituant une sorte de double plan incliné. Nous avons matelassé le tout à l'aide d'une faible couche d'ouate et de quelques tours d'une bande roulée autour de cette attelle et de son accessoire. Plaçant alors le membre sur cet appareil de façon que le sommet de la griffe réponde au sommet du double plan incliné, nous avons maintenu le membre appliqué sur l'appareil à l'aide d'une simple bande roulée. Le lendemain, en changeant l'appareil, nous avons employé un double plan incliné à sommet moins aigu. Forçant alors les doigts à s'y conformer par la constriction des tours de bande, nous avons réalisé une déflexion plus grande. En pratiquant le même pansement chaque jour, nous pûmes arriver à des résultats de plus en plus complets au point de vue de la guérison de la griffe.

Mais la présence de la bande s'opposait à tout bain, à toute friction, à toute onction, bref à tout traitement appliqué localement sur les muscles encore durs, mais de moins en moins chauds.

Ce traitement fut maintenu pendant environ un mois.

Après avoir ainsi laissé le petit blessé sans aucun traitement local pendant un mois, nous pûmes apprécier, au commencement de septembre, l'état du membre sans aucune modification qui puisse être attribuée à l'intervention des agents du dehors.

L'avant-bras est très amaigri. A trois travers de doigt au-dessous du pli du bras, la circonférence présente 3 centimètres 1/2 de moins, du côté malade. Vers le milieu, 2 centimètres. A deux travers de doigt au-dessus du poignet, un centimètre 1/2. L'amaigrissement semble encore plus marqué au niveau de la main, tant sur la face dorsale que sur la face palmaire, mais surtout au niveau des éminences thénar et hypothénar.

Les téguments sont d'une grande pâleur ; le système pileux est notablement plus développé que sur le membre du côté opposé ; toute la peau est très mince et donne une transpiration extraordinairement abondante, même sans effort, sans friction, ni autre cause appréciable. Toute cette anémie locale rappelle celle qui suit les longs rhumatismes bien mieux que toute autre anémie.

Mais ce qu'il y a de plus remarquable, c'est le refroidissement vraiment étrange, nous dirions presque invraisemblable, de toute cette partie du membre. Ce refroidissement persiste malgré tous les moyens mis en œuvre pour le combattre. On éprouve en le touchant quelque chose comme ce que produit le contact du cadavre.

La conformation du membre est aussi notablement modifiée. Tandis que la face postérieure ne présente qu'un amaigrissement régulier, on observe sur la face antérieure une saillie des fléchisseurs et du grand palmaire , qui contraste d'autant mieux que les muscles épicondyliens et épitrochléens sont plus atrophiés. En poursuivant l'exploration par le palper, on reconnaît , en effet, que les fuseaux qui ne sont autres que les corps charnus des extenseurs , sont à peu près ramollis , et qu'il ne reste guère que très-peu d'induration auprès des tendons extenseurs. Le grand palmaire se trouve encore induré dans toute son étendue , depuis l'épitrochlée jusqu'au second métacarpien. Tous les fléchisseurs sont encore indurés : on sent aisément chacun de leurs fuseaux sous la mince peau de cet avant-bras. On reconnaît ainsi que tout le tiers supérieur (au commencement de septembre), toute la moitié supérieure (au commencement d'octobre), présente à peu près la souplesse normale, en même temps que le reste demeure induré. Cet isolement relatif ou mieux cette délimitation de l'inflammation à quelques uns des muscles de la région permet d'apprécier avec certitude certains faits qui se rapportent à la myosite passée à l'état chronique.

La compression du corps charnu est très douloureuse lorsque le muscle est encore très enflammé , c'est-à-dire à une époque éloignée de la résolution ; moins douloureuse ensuite , et tout-à-fait normale lorsque la consistance est redevenue physiologique.

Pour les muscles fléchisseurs , il semble certain que les corps charnus durcissent pendant la contraction limitée qui est la seule possible pour le moment. Ce changement de consistance paraît très nettement appréciable dans la partie supérieure , qui redevient molle dès que la contraction vient à cesser ; tandis que toute la partie inférieure , qui est encore enflammée , demeure toujours également dure, ligneuse.

C'est évidemment à la persistance de la myosite limitée à certains muscles , qu'il faut attribuer la situation de la main au repos.

La région métacarpienne est un peu fléchie sur l'avant-bras ; la phalange métacarpienne étendue autant que le permet l'articulation métacarpo-phalangienne demeurée normale ; la phalange moyenne est fléchie sur la métacarpienne ; et l'unguéale demeure, comme au repos, sans flexion, ni extension sur la moyenne.

Le pouce et le petit doigt sont encore presque immobiles.

Les mouvements du poignet paraissent normaux depuis la mi-septembre. Ceux de pronation et de supination étaient redevenus normaux en août.

Vers la mi-septembre, les mouvements de flexion et d'extension des trois doigts médians sont presque complets. Ceux du pouce et du petit doigt demeurent très limités.

La compression du dynamomètre donne successivement : 12 kil. le 8 septembre ; 15, le 15 ; 17, le 19 ; 19, le 25 ; 20, le 5 octobre ; 24, le 11 et 26 le 18, tandis que de la main gauche l'enfant donne des chiffres variables depuis 49 jusqu'à 51.

Les mouvements d'écartement des doigts sont actuellement (18 octobre) les moins recouvrés.

La douleur déterminée par la compression des espaces interosseux, d'une part, la pâleur et l'amaigrissement relatif de la main d'autre part, indiquent suffisamment que c'est à la persistance de l'inflammation des muscles de la main et particulièrement aux lombricaux et aux interosseux qu'il convient d'attribuer cet état.

L'enfant a cependant récupéré assez de mouvements pour écrire d'une façon satisfaisante.

Actuellement l'amaigrissement de l'avant-bras est guéri au-dessous du pli du bras. Il est d'un demi-centimètre vers la partie moyenne, et il est douteux au-dessus du poignet.

La main reprend sa situation normale dans l'extension forcée ; mais elle demeure placée normalement au repos, sauf pour l'index et le médian, qui conservent un reste d'extension de la phalange métacarpienne et de flexion de la phalange moyenne.

La pâleur et le refroidissement persistent, bien que très-atténués.

Pour contribuer autant que possible à l'étude de la myosite, nous rapprocherons notre observation de celles qui ont été publiées antérieurement, et plus spécialement de l'observation trop peu connue du docteur Th. Pétrequin [1]. La myosite de l'étudiant en médecine, qui fait le sujet de cette observation, s'est terminée par guérison; les rapprochements que nous établirons pourront, ainsi que ceux du chirurgien Lyonnais, porter sur tous les points, à l'exception de l'anatomie pathologique.

---

(1) Théodore Pétrequin. *Rhumatisme musculaire aigu.* — Corresp. méd., in *Journal des connaissances médico-chirurgicales* de H. Gouraud, A. Trousseau et J. Lebaudy. Paris, juillet 1836, p. 13 et suiv.

« Une douleur parfois vive, mais généralement sourde, augmentant par la pression et par les mouvements, assez exactement circonscrite, une induration et une tuméfaction en général sans changement de couleur à la peau existant dans l'épaisseur d'un muscle, caractérisent la myosite », écrit Grisolle (1). L'un des auteurs du dictionnaire en 30 vol. l'avait ainsi résumé avant lui et plus complètement. « Les phénomènes à l'aide desquels on peut reconnaître une phlegmasie musculaire, sont d'abord le gonflement et la douleur plus ou moins vive dont l'organe malade est le siége; en même temps, les contractions étant empêchées par la douleur, il y a impossibilité de faire mouvoir le membre ou la partie dans laquelle le membre est situé (2). »

Si nous passons en revue les observations et les auteurs, nous trouvons que constamment *la* **douleur** a été observée et que c'est le signe qui a attiré l'attention.

Il n'y a d'exception que pour la myosite syphilitique. Dans ce cas la douleur spontanée manque le plus souvent. Quelquefois

---

(1) A. Grisolle, *loco cit.*, I.570.
(2) Ollivier. *Dict en 30*, *l. c.*, XX. 864.

seulement le malade se plaint de douleurs sourdes pendant la nuit. Quant à la douleur provoquée par des mouvements plus ou moins exagérés imprimés au membre malade, elle existe aussi bien dans la myosite syphilitique que dans toute autre (Ch. Mauriac) [1].

Le docteur Valleix [2] paraît être le premier qui ait bien apprécié le symptôme douleur.

C'est une douleur fixe, « très-vive » (Follin) [3]. Le professeur G. Hayem seul la décrit « constrictive, lancinante, quelquefois aussi dilacérante [4] ». Les autres auteurs se bornent à la décrire fixe, « parfaitement limitée aux muscles atteints, » « ou bien seulement en un point limité d'un muscle [5] » (F. Terrier).

La pression l'exagère sensiblement (Hayem).

Elle « s'exaspère encore quand (le malade) cherche à exécuter quelques mouvements et en particulier » [6] (Velpeau) tous les mouvements qui augmentent la tension du muscle enflammé et tous ceux qui exigent sa contraction pour être réalisés Il serait plus vrai de dire que tous les mouvements, tant spontanés que provoqués, sont tellement douloureux que le malade les redoute absolument et s'y oppose autant qu'il le peut. Les « mouvements spontanés sont impossibles, » dit M. Rœseler [7]. Il y a en effet une sorte d' « impossibilité de faire contracter le muscle » [8].

---

(1) Ch. Mauriac. *Leçons sur les myopathies syphilitiques*. Paris, 1878.

(2) Valleix. *Guide du médecin praticien*. Paris, 1853. Tome V, p. 120.

(3) E. Follin, *l. c.*, II. 164.

(4) G. Hayem. Art. *Musculaire* (*Pathologic*) du *Dict. encycl. des Sc. méd.* '2ᵉ série). Paris, 1876. X, 736.

(5) A. Jamain et F. Terrier. *Manuel de pathologie et de clinique chirurgicales.* 3ᵉ édit. Paris, 1876. I, 601.

(6) Velpeau. *De la myosite* ; clinique de l'hôpital de la Charité ; in *Gazette des hôpitaux* du 17 déc. 1853, p. 600-2

(7) Rœseler, *loco cit.*, p 55.

(8) Jamain. *Path. et clin. chirurg.*, 2ᵉ édit. 1867. I, 254

L'étudiant en médecine observé par Pétrequin voulut se faire violence et exécuter quelques mouvements, au début de la maladie « une défaillance accompagnée de fortes crampes survint aussitôt (¹) » et il ne put renouveler sa tentative avant que l'état aigu ne soit parfaitement dissipé.

Bien que les pathologistes ne prennent pas soin de le rappeler, tous les observateurs ont remarqué que cette **douleur spontanée**, qui imprime un caractère si spécial à la scène morbide, n'est pas de longue durée.

Elle cède très-rapidement aux émissions sanguines locales, ainsi que nous l'avons vu.

Il en est autrement de la **douleur provoquée** par les mouvements. Celle-ci persiste autant que la myosite elle-même. Dès le début « les mouvements provoqués reveillent des douleurs très-intenses » (Hayem). Le moindre mouvement suffit pour les provoquer pendant les six ou huit premiers jours.

C'est alors qu'on observe que « la moindre secousse est horriblement douloureuse (²) ».

C'est aussi alors que le malade conserve avec sollicitude « la position, dans laquelle les douleurs sont le moins vives ; c'est la flexion de la jambe sur la cuisse, le pied étant dans l'extension » pour le cas de Velpeau. C'est la main en griffe pour notre petit blessé. C'est le bras dans l'adduction modérée dans la myosite des pectoraux, etc. Le besoin d'immobilité est telle que toute la préoccupation du malade est absorbée par ce seul soin : éviter tous les mouvements de près ou de loin. Il semble que les « mouvements (sont) comme paralysés » écrit Pétrequin (³).

---

(1) Th. Pétrequin, *loco cit.*, 14-2.
(2) Th. Pétrequin, *loco cit.*, 16-1.
(8) Th. Pétrequin, *loco cit.*, 15-1.

L'exploration indique très bien que les muscles voisins sont dans « une sorte de contracture par appréhension » selon l'heureuse expression de M. Hayem (1).

Tout contribue ainsi à assurer l'**immobilité.**

Nous ne suivrons pas ce savant auteur pour discuter si cette position doit être attribuée à une irritation des troncs nerveux qui traversent le foyer inflammatoire et provoquent une contracture secondaire; ou bien si cette position doit être attribuée à une contraction des muscles sains, qui tendent à rapprocher *le plus possible* les points sur lesquels s'insèrent les fibres altérées (2). Contentons nous d'admettre avec Follin que « la rétraction inflammatoir suffit à bien expliquer (ces) positions (3). » Pourvu qu'on y ajoute la «tendance instinctive » (Hayem) qu'ont les malades à faire tout le possible pour prévenir une nouvelle douleur.

Après environ un septenaire de cet état aigu, les mouvements spontanés sont encore « impossibles » mais les mouvements communiqués ne sont plus que « difficiles et douloureux. » (Follin.) C'est alors que les malades qui attendent impatiemment leur guérison, provoquent eux-mêmes des mouvements jusqu'à déterminer de la douleur. Le malade observé par Pétrequin est de ce nombre. Mais, dès qu'il avait exécuté quelques mouvements il éprouvait des « douleurs aiguës, continues, s'exaspérant par intervalle, accompagnées d'élancements profonds, comme si des pointes d'épées lui eussent transpercé les membres (4). »

Cet état diminue progressivement et arrive à disparaître totalement.

---

(1) Hayem. *Dict. encycl.* etc. **X**, p. 737

(2) *Ibidem.*

(3) E. Follin, *loco cit.*, 164.

(4) Th. Pétrequin, *loco cit.*, 15-1-2.

Notons encore que la douleur est toujours moins marquée dans les myosites symptomatiques.

Ordinairement « *les* **téguments** qui recouvrent le muscle malade ne présentent pas de coloration anormale, au moins pendant longtemps [1]. »

M. le professeur Hayem dit aussi que « lorsqu'il n'y a pas d'ecchymoses, la peau conserve sa couleur normale [2]. »

Pétrequin ne note pas l'état de la peau.

Sur notre petit blessé, il était facile de vérifier la parfaite exactitude de la description de Velpeau : La **rougeur**, dit-il, « est peu intense ; on dirait qu'elle est profonde et ne se dessine qu'à travers la transparence des tissus superficiels [3]. »

C'est probablement cette espèce de transparence de la peau, sans épaississement bien notable, qui correspond à l'œdème que notent les auteurs. Si on peut comparer ce léger épaississement de la peau, avec transparence spéciale et *qui ne conserve pas l'empreinte du doigt*, à de l'œdème, il nous paraît convenable d'ajouter que cet œdème est d'une nature toute particulière. Cet « œdème serait dû à la gêne produite dans la circulation veineuse par la compression que les muscles gonflés et indurés exercent sur les vaisseaux sanguins (Schnepf) [4]. »

« Quelques jours après le développement de la myosite, on constate parfois… quelques ecchymoses dans les parties voisines [5]. »

---

(1) A. Jamain et F. Terrier, *l. c* , 601.
(2) *Dict. enc.*, *l. c.*. p. 736.
(3) *Gaz. des hôp.*, *l. c.*
(4) Cf. G. Hayem. *Dict. enc.*, *l. c.*, p. 736.
(5) Follin , *l. c.*, 164.

Comme c'est le cas de la femme de 24 ans observée dans le service de Barth (1). D'après M. le professeur Hayem, il ne se produirait d'ecchymoses que « quand l'infiltration sanguine, dont le muscle est souvent le siége, atteint le tissu cellulaire sous-cutané (2). »

Nous n'avons pas observé trace d'ecchymoses ; mais, si nous en jugeons par l'observation de notre petit blessé, cette « sorte d'empâtement mou, œdémateux du tissu cellulaire sous-cutané » n'est que passager. De même que la rougeur, on ne peut l'observer que pendant les premiers jours.

Dès la fin du premier septenaire, la peau devient très-pâle, partout, sauf à l'endroit précis des noyaux enflammés.

Vers la quatrième semaine, la peau est anémiée même à ce niveau.

Au lieu de demeurer tendue, lisse, presque luisante, comme pendant les premiers jours, cette peau devient ridée, fanée, amincie, sans chaleur et sans aucune sensibilité anormale dès le 8e ou le 10e jour.

La simple inspection révèle encore la **tuméfaction**, qui est aisément vérifiée par la palpation et contrôlée très exactement par la mensuration.

Pendant les premiers jours, la partie malade « est doublée de volume » dans l'observation de Velpeau comme dans la nôtre. « Le gonflement, mal limité d'ailleurs, occupe surtout (3), » les parties les plus musculeuses et spécialement celles qui répondent au niveau du foyer ou des différents foyers inflammatoires.

Cette tuméfaction « ne survient en général que du troisième au septième jour » (Hayem).

---

(1) *Union méd.* 28 oct. 1847.
(2) G. Hayem. *Dict. enc.*, *l. c.*, 736.
(3) Velpeau. *De la myosite* ; *Gaz. des hôp.*, *l. c.*

Après avoir été très intense, de même que la douleur, pendant environ un septenaire, ce gonflement se limite; et cette délimitation de la tuméfaction répond exactement au même moment que le retour de la peau à son état normal. Alors, si « les muscles malades sont superficiels, on constate (aisément si la) tuméfaction est étendue à un ou plusieurs muscles ([1]) ». (Hayem), les muscles « se dessinant (nettement) en relief (sous la peau), comme par le fait d'une contraction permanente ([2]). » Mais leur volume demeure toujours tel qu' « ils paraissent hypertrophiés. » (Hayem).

Ainsi que le lecteur a pu le remarquer, dans notre observation du moins, cette tuméfaction n'est pas continue.

Après un temps relativement fort long, elle est remplacée par un **amaigrissement** réellement considérable, véritable *amyotrophie*, à laquelle succède enfin, après un temps qui n'est guère moins long, une guérison durable.

En même temps que, par la palpation, le médecin vérifie ce symptôme tuméfaction, il reconnaît l'état beaucoup plus intéressant de la **consistance indurée** des corps charnus.

Avant l'induration spéciale de la myosite, « on constate un certain empâtement, mal circonscrit, profond, car la peau souple et glissant facilement sur les tissus sous-jacents, semble ne pas participer à l'affection » ([3]). A ce moment d'ailleurs la palpation n'est guère praticable à cause de la douleur qu'elle provoque.

Dès que cette période de quelques jours est achevée, on reconnaît aisément les caractères que M. le professeur Hayem considère

---

(1) *Dict. enc.*, *l. c.*, 786.
(2) E. Follin *l. c.*, II.164.
(3) Velpeau. *De la myosite, Gaz. des hôp.*, *l. c.*

comme « pathognomoniques ». Les muscles enflammés sont alors « durs, résistants, non élastiques (1) ». Il semble que « la fibre musculaire passe à un état de demi-contraction » (2) ou mieux à un état de « contraction tonique »(3).

« Quand la tuméfaction a duré plusieurs jours, le tissu musculaire acquiert une dureté de plus en plus grande, rappelant celle du bois ; aussi lui a-t-on donné les épithètes de *ligneuse* (Velpeau), *lardacée,* » (4) *cartilagineuse* (E. Follin), presque *cornée*.

« Cette induration, sur laquelle insiste particulièrement M. Dionis des Carrières, peut envahir la totalité du muscle, ou n'en occuper qu'une portion (5)» selon que l'inflammation est totale ou partielle.

Ce symptôme-induration dure autant que la maladie elle-même. Il est constant et réellement le plus important parmi ceux de la myosite protopathique.

Il manque cependant, dans cette forme si singulière de la myosite, qui est l'une des manifestations de la syphilis. (6) Et d'une manière générale son importance est moindre dans toutes les myosites secondaires on symptomatiques.

Bien qu'elle ne soit signalée que par un petit nombre d'auteurs, la **chaleur** dans la région est très-nettement appréciable (7).

---

(1) G. Hayem. *Dict. enc., l. c.*, 736.

(2) Gendrin. *Hist. anat. des inflammations*, 1826. II.188.

(3) Follin, *l. c.*, 164. « Elle (l'induration) est probablement liée à l'infiltration plastique ou à la contraction tonique de l'organe. »

(4) G. Hayem. *Dict. enc., l. c.*, 736.

(5) Cf. Follin, *l. c.*, 164. — Rœseler, *l. c.* p. 55. — A. Jamain et F. Terrier, *l. c*, p. 601.

(6) Cf. Ch. Mauriac, *l. c.* — Résumé in *Revue des Sc. méd.*, dirigée par G. Hayem p. 602.

(7) Cf. Follin, *l. c.*, p. 164. — A. Jamain et F. Terrier, *l. c.*, p. 601. — Th. Pétrequin, *l. c.*, 16-2 ; —et notre observation, v. suprà.

Cette chaleur, qualifiée « insolite » par M. Terrier, est en effet toute spéciale, difficile à décrire comme toute sensation de chaleur, et limitée au foyer même de l'inflammation et dans un rayon peu étendu autour de ce foyer.

Son importance, réellement très-effacée par le symptôme douleur pendant le premier septenaire, devient très-remarquable pendant les suivants.

Il nous a paru que cette chaleur pathologique a persisté autant que la tuméfaction ; — qu'elle a disparu en même temps que cette tuméfaction elle-même ; — qu'enfin *la sensation de* **froid**, si nettement appréciable pour la main qui explore, n'a commencé à paraître qu'à l'époque précisément du commencement de l'amaigrissement.

Cette sensation de froid survenant au moment où le médecin n'a « réellement plus à désirer que la fonte des duretés musculaires et la réparation des forces, en même temps que la souplesse des mouvements » (1), n'a été bien relatée que chez l'étudiant en médecine observé par Pétrequin.

« Le 1er août, rapporte cet observateur, l'impression du froid lui était très sensible. Quoiqu'on fut alors dans une saison chaude, il portait des caleçons ouatés. »

De même chez notre petit blessé la sensation de froid, survenant et persistant même pendant la saison chaude, ne put être vaincue, ni par l'enveloppement dans la laine ou le coton, ni par le revêtement de tissus imperméables, ni par les frictions et embrocations stimulantes, ni par les bains stimulants de sel, de plantes aromatiques ou balsamiques, bains qui étaient suivis ou

---

(1) Th. Pétrequin, *l. c.*, 17-1.

non de frictions sèches ou résineuses ou grasses. Tout demeura sans résultat. La chaleur naturelle ne revint qu'avec le retour de la souplesse, quand l'amaigrissement et l'induration furent disparus.

Rappelons que l'exploration par la palpation indique encore un « **endolorissement** » **du muscle** enflammé (Hayem) qui constitue pendant le premier septenaire du moins, une véritable « hyperesthésie musculaire » [1]. Cet état très-marqné pendant les premiers jours devint peu à peu de moins en moins intense.

Toutefois la pression exercée comparativement sur la partie malade, d'une part, et sur les muscles analogues et demeurés sains de l'autre côté du corps, indique avec certitude une persistance de l'hypéresthésie musculaire jusqu'à la complète guérison de la myosite.

Un autre signe que la plupart des auteurs ont négligé de signaler, c'est la **transpiration** réellement anormale et par sa fréquence, et par son abondance, et par la facilité extrême de sa production.

Pétrequin l'a aussi relatée : « Ce qui tourmenta longtemps le malade, dit-il, ce fut cette extrême facilité de transpiration qu'une simple conversation, chaque sommeil, et la seule fatigue de la mastication, ne manquaient pas de faire naître [2]. »

Chez notre petit malade, la transpiration presque profuse de tout le corps et surtout du front a été très marquée pendant tout

---

(1) G. Hayem. *Études sur les myosites symptomatiques*, in *Archives de physiologie*, etc. 1870, t. III, p. 570.

(2) Th. Pétrequin, *l. c.*, 17-1.

le premier mois de la maladie. Mais précisément à cette époque, la peau de l'avant-bras malade, bien que rouge et brûlante, demeurait sèche en toute circonstance.

Ce n'est que plus tard, alors que survint l'anémie locale, quand furent disparues la tuméfaction et la chaleur locale, c'est alors que la transpiration locale devint réellement tout-à-fait profuse. Le moindre mouvement imprimé à l'avant-bras, au poignet ou aux doigts, suffisait à la provoquer. Parfois même le simple mouvement de relever la manche pour découvrir le membre, suffisait pour qu'on voie perler les gouttes de sueur sur tout l'avant-bras, le poignet et la main.

Quand on a été témoin de cette abondance et de cette extrême facilité de la transpiration limitée au membre malade, on est tenté de lui rapporter le refroidissement si profond, si tenace, cette sorte d'anémie localisée, avec une peau mince, molle, d'une blancheur de cire, et peut-être même encore l'amaigrissement que nous avons noté plus haut.

Cette transpiration disparaît peu à peu, avant même l'induration, l'amaigrissement et l'hyperesthésie des derniers temps.

Tous les auteurs le disent, comme dans toute phlegmasie, il existe une *réaction générale* « très-intense, lorsqu'un certain nombre de muscles sont affectés [1]. » Il peut même y avoir « des symptômes alarmants [2]. » L'observation de Pétel est à ce point

---

(1) A. Jamain. 2ᵉ édit., *l. c.*, I, 254. — Cf. Pétrequin, Rœseler et autres observateurs.

(2) E. Follin, *l. c.*, p. 165.

de vue d'un très-grand intérêt : les symptômes généraux dominaient la scène pathologique [1].

Bornons-nous à dire que « *la* **fièvre** est , en général , très-modérée ; elle peut même manquer presque complètement [2]. »

On a cependant noté qu'ils prennent « une *forme ataxique ou adynamique*, » dans les cas les plus graves, qui entraînent la mort avec « des symptômes de septicémie ou de pyohémie à marche rapide [3]. »

---

(1) Pétel. *Considérations sur différents points de pathol. interne et externe, d'anatomie, de physiologie et de diagnostic.* Thèse N° 67 de Paris , 1836. — Cf. Rœseler, Thèse citée, obs. VII, p. 69, qui la publie *in extenso*, et Follin , *l. c.*, p. 167, qui en donne un trop court résumé.

(2) Hayem. *Dict. enc.*, *l. c.*, p. 737.

(3) A. Jamain et F. Terrier, 3ᵉ éd , *l. c.*, 602.

MARCHE, DURÉE, TERMINAISONS.

Presque toujours, la myosite n'est reconnue qu'après un temps plus ou moins long.

Le début est déjà plus ou moins oublié, lorsque le médecin arrive à en faire le diagnostic par exclusion (dans bien des cas du moins).

Aussi trouve-t-on peu de renseignements sur le **début** et rien sur *les* **prodromes** de cette maladie.

M. le professeur Hayem affirme cependant, que dans la myosite protopathique, qu'elle soit franchement aiguë, ou simplement subaiguë, « l'affection s'annonce par quelques frissons, et un état fébrile qui précède même de un à deux jours les phénomènes ocaux (¹). » Follin et M. Terrier, de leur côté, affirment que « la myosite chronique se développe lentement sans réaction (²). »

Quoiqu'il en soit du début, « *la marche de la maladie* est plus ou moins rapide (³). »

Si l'on en excepte la forme infectieuse, sur laquelle nous reviendrons, on peut dire avec Velpeau (⁴) que la myosite « offre peu de

---

(1) G. Hayem. *Dict enc.*, *l. c.*, p. 737.
(2) Jamain et Terrier, 3⁰ édit., *l. c.*, 602. — Follin, *l. c.*, 165.
(3) G. Hayem, *ibidem*.
(4) Velpeau. *De la myosite, Gaz. des hôp.*, *l. c.*

rapidité dans ses allures. Elle n'arrive que lentement à ses terminaisons naturelles. » Nous ne suivrons pas ce savant chirurgien dans son explication par l'anatomie, explication fondée sur ce que le tissu cellulaire des muscles est moins abondant et plus serré qu'ailleurs.

Signalons *la* **marche par poussées successives** qui a été si remarquable chez notre blessé.

Nous trouvons quelque chose d'analogue à ces poussées successives, dans l'observation de Pétrequin [1] : « Le 8 juillet, dit Pétrequin, les sangsues..... avaient produit un amendement réel dans l'état de la maladie..... Le 11 juillet..... la recrudescence était manifeste sur tous les points. » L'auteur apprécie tellement l'importance de cette poussée après coup que, dans le très-court sommaire qui précède sa relation, il prend soin de spécifier : « ..... Application de sangsues le cinquième jour ; onctions opiacées ; amendement momentané. — Vive recrudescence trois jours après [2]. » Et il y revient de nouveau dans les conclusions de sa correspondance médicale [3].

Chez notre petit blessé, la poussée après coup ne s'est produite aussi qu'après un intervalle de franche rémission pendant plusieurs jours. Et cette *poussée secondaire* a présenté dans notre observation un cachet tout spécial de ténacité [4].

Si l'on voulait diviser la marche de la myosite aiguë ou subaiguë *en périodes*, on pourrait, en se fondant sur l'observation de

---

(1) Th. Pétrequin, *l. c.*, p. 15-1 et suiv.

(2) *Ibidem*, p. 18-2.

(3) *Ibidem* p. 18-2.

(4) M. Ch. Mauriac a aussi observé dans les myosites syphilitiques de brusques rémissions suivies de rapides recrudescences. *L. c.*

Pétrequin, la nôtre, et les quelques données des auteurs, y distinguer quatre périodes.

1° Une **période** qu'on pourrait appeler **préliminaire** pendant laquelle l'état fébrile domine toute la scène. Le diagnostic ne peut être fait alors. Les signes locaux de l'inflammation (douleur, tuméfaction, rougeur et chaleur), ne présentent rien de spécial.

Cette période paraît être toujours de très-courte durée.

2° Une **période** pendant laquelle domine *la douleur*. Alors l'impossibilité de tout mouvement, l'énorme tuméfaction, la rougeur spéciale, la chaleur âcre et localisée éclairent la diagnostic sur la nature de cette douleur extrêmement vive, qui s'est imposée à l'attention de tous les auteurs.

Cette période dure de 5 à 8 jours, c'est celle qui est revenue une seconde fois chez le malade de Pétrequin et chez notre blessé, alors qu'ils paraissaient bien arrivés à la troisième période.

3° Une **période d'induration avec tuméfaction**, qui a été observée dans tous les cas de myosite protopathique, et qui paraît être, sauf des cas tout-à-fait exceptionnels, de durée très-longue. Cette période est remarquable par la persistance de l'induration, avec chaleur et tuméfaction de la partie phlogosée. Elle diffère de la précédente par l'absence de douleur spontanée et par la disparition des symptômes généraux.

4° Une **période d'induration avec atrophie** trop peu décrite (1), et sur laquelle nous avons suffisamment insisté. Cette

---

(1) Cette période d'induration est ainsi relatée dans l'observation de Pétrequin : « La nutrition générale avait beaucoup souffert pendant la durée de l'affection ; *l'amaigrissement portait plus encore sur les deux membres malades, qui s'étaient en quelque sorte* ATROPHIÉS; ils étaient devenus très-faibles, et la cuisse, par exemple, pliait sous le poids du corps qu'elle ne pouvait plus supporter. » Et plus loin : « Même *après la disparition de tout engorgement*, la pression y démontrait encore une sensibilité plus grande qu'ailleurs. » (Th. Pétrequin, *l. c.*, 17-1.

période, pendant laquelle il y a encore induration et sensibilité à la pression, diffère essentiellement de la précédente par l'atrophie d'abord, et par le refroidissement ensuite.

Le contraste entre les symptômes de ces deux indurations, (induration avec chaleur et tuméfaction d'abord, induration avec refroidissement et atrophie ensuite), d'une part, la très-grande différence des indications thérapeutiques d'autre part, nous paraissent justifier suffisamment la délimitation de ces deux périodes.

Ce n'est cependant qu'avec toutes sortes de réserves que nous voulons proposer ces divisions en périodes, aux observateurs qui vont suivre. Ces réserves sont fondées sur ce que la première période, plutôt soupçonnée que connue, n'est indiquée que par un seul auteur; et que la dernière n'est basée que sur l'observation de Pétrequin et la nôtre.

Nous ne possédons que très-peu de renseignements sur *la* **durée** de la myosite.

On cite cependant deux cas de mort au cinquième jour de la maladie (¹); un cas de guérison au cinquième jour après une application de trente sangsues (²); un cas qui s'est terminé au 16ᵉ jour de la maladie (12ᵉ jour du traitement) (³); un autre dont

---

(1) 1° L'observation de Pétel, thèse citée, Paris, 1836. Cf. Rœseler, thèse citée, obs. VII, p. 69. — 2° L'observation de Foucault : *Myosite suppurée suraiguë*, et Rapport de M. G. Hayem sur cette observation, in *Bull. Soc. anat.*, 2ᵉ série t. XIV, p. 506, 1869 ; résumée in *Dict. enc.*, Paris, 1876, 2ᵉ série, t. X, p. 788.

(2) Obs. V de la thèse citée de M. Rœseler, p. 66. — Cf. obs. III de la thèse citée de M. Dionis des Carrières (communication verbale de M. Gosselin).

(3) Observation de Dance. — Cf. obs. VI de la thèse citée de M. Rœseler. — Cf *Arch. gén. de méd.*, 1832, 1ʳᵉ série, XXX, p. 156.

la guérison a été complète après 24 jours ; un autre après deux mois.

Fischer indique 28 jours, comme durée moyenne [1].

Il paraît cependant que, dans les myosites aiguës protopathiques, la durée peut être beaucoup plus longue.

Toute affirmation à ce sujet a paru prématurée aux pathologistes. Nous imiterons leur réserve.

Rappelons toutefois que, pour les myosites syphilitiques, la durée est ordinairement de plusieurs mois, quelquefois des années. Le cas observé par M. Notta a duré 3 ans 1/2 [2].

Terminaisons : « La myosite se termine *le plus souvent par* **résolution**, quelquefois par suppuration et par induration, » dit Grisolle [3].

Pour les myosites syphilitiques, M. Ch. Mauriac dit que la terminaison est en général favorable, même sans traitement.

« Dans quelque cas très-rares, le foyer phlegmasique suppure [4]; » mais « *la* **suppuration** *est rare* en dehors de l'état puerpéral, farcineux, etc. [5]. »

---

(1) Cf. Hayem, *l. c.*, *Dict. enc.*, p. 787.

(2) Ch. Mauriac. *Leçons sur les myopathies syphilitiques*, Paris, 1878. — Cf. Compte-Rendu de la *Revue des sc. méd.*, p. 602.

(3) Grisolle, *l. c.*, I, 570. — « L'affection se termine *presque toujours* par résolution » (Hayem, in *Dict. enc.*, *l. c.*, 787). — « La myosite aiguë se termine *le plus souvent* par résolution » (F. Terrier, *l. c.*, 602). — « La résolution est la terminaison *la plus fréquente* de la myosite » (E. Follin, *l. c.*, 165).

(4) Hayem, in *Dict. enc.*, *l. c.*, 787.

(5) E. Follin, *l. c.*, p. 165. — Zenker n'a « que deux observations de suppuration musculaire chez des sujets atteints de fièvre typhoïde », encore le second cas est-il considéré comme douteux par l'auteur lui-même (prof. P.-A. Zenker,

Quand survient la suppuration, « on observe tous les signes locaux et généraux qui accompagnent un phlegmon : recrudescence de la fièvre, chaleur locale, gonflement des parties molles voisines, rougeur de la peau ; puis fluctuation (1). »

« Les abcès des muscles peuvent affecter une marche aiguë ou bien une marche chronique. » (F. Terrier) (2).

« Quelquefois il se forme des abcès qui ne se réunissent pas en foyers, mais qui fûsent le long des fibrilles musculaires.

---

d'Erlangen. *Sur les altérations des muscles volontaires dans la fièvre typhoïde.* Trad. des *Arch. gén. de méd.*, 1865, t. II, p. 314.) — « Les recherches de M. Labuze (Thèse de Paris, 1871) ne lui ont pas fait rencontrer un seul fait de suppuration survenue bien nettement après une rupture musculaire chez un sujet bien portant. » (L.-H. Rœseler, thèse citée, p. 18). — (Dans la thèse de Dionis des Carrières), « on voit que, sur dix cas de myosite aiguë, la maladie s'est terminée deux fois par la suppuration. Fischer, dans son mémoire, a pu rassembler treize cas de myosite spontanée aiguë, et les deux seuls terminés par suppuration sont empruntés au travail précédent. » (L.-H. Rœseler, thèse citée, p. 55). — Le prof. Laugier avait déjà écrit : « J'ai ouvert fréquemment des abcès contenus dans une gaîne musculaire, notamment celle du biceps brachial ; mais leur siége était le tissu cellulaire interposé aux fibres des muscles ; quant à ceux du tissu musculaire lui-même, ils sont fort rares, s'ils existent ; et *en général leur existence est niée.* » (Laugier. *Dict. de méd. et de chir. prat.*, I, 8). — Et le regretté docteur Chassaignac : « Quand on parcourt les traités de chirurgie, ou quand on se remémore les faits cliniques dont on a été témoin, on est conduit à une croyance qui prend sa source dans l'observation, à savoir, que *le tissu musculaire proprement dit est très-peu disposé à suppurer.* » (E. Chassaignac. *Tr. prat. de la suppuration et du drainage chirurg.* Paris, 1859, I, 385.) — « Il faut que *le tissu musculaire soit bien réfractaire à la suppuration* pour qu'il subisse ce travail si rarement par le fait des lésions traumatiques, et pour que les causes diathésiques, quand elles déterminent la suppuration dans l'intérieur même d'un corps charnu, donnent presque toujours lieu à des collections qui écartent les fibres plutôt qu'elles ne s'infiltrent dans la substance musculaire. » (*Ibidem*, 386).

(1) G. Hayem, *l. c.*, in *Dict. enc.*, 737.

(2) Jamain et Terrier, *l. c.*, p. 602. « Tandis qu'il faut, pour produire du pus, six à huit jours pour le phlegmon circonscrit, qu'il suffit de trois à quatre jours pour le phlegmon diffus, on peut encore espérer la résolution huit, dix et même quinze jours après le début de la myosite (Velpeau). » (Thèse citée de Rœseler, p. 75.)

» D'autres fois , on rencontre dans l'épaisseur des muscles des foyers purulents à marche très-lente, décrites sous le nom d'*abcès froids des muscles*. Ceux-ci sont enfermés dans une poche tellement épaisse qu'on a pu les confondre avec une tumeur solide. (A. Bérard.) » [1] « Ces collections de pus s'observent surtout chez des scrofuleux, » [2] ajoute Follin.

« Dans quelques cas , ces abcès musculaires ouverts à l'extérieur, soit spontanément, soit par le chirurgien, donnent naissance à des **fistules** dites *musculaires idiopathiques* très-rebelles (Vincent.) [3] ».

Quoi qu'il en soit, « à l'incision, le pus est peu abondant et son mélange avec du sang altéré semble indiquer que le foyer inflammatoire avant de suppurer, a été le siége d'une infiltration hémorrhagique. [4] »

La *terminaison par* **induration** n'est qu'indiquée dans le dictionnaire en 30 [5]. Les auteurs du Compendium de chirurgie pratique répètent les mêmes expressions. [6] La plupart des auteurs qui ont suivi n'y font même pas allusion.

Toutefois , M. F. Terrier [7] écrit que « la myosite aiguë peut passer à l'état chronique ou subaigu et amener une atrophie complète des éléments contractiles (Volkmann). » Et plus loin , il écrit

---

(1) A. Jamain, *loco cit.*, 2ᵉ éd., I, 254.

(2) E. Follin, *l. c.*, 165.

(3) Jamain et Terrier, 3ᵉ éd., *l. c.*, 602. — Cf. Vincent. *Note sur les fistules musculaires idiopathiques*, in *Lyon méd.*, n° 28 de 1874, p. 270.

(4) Hayem , *l. c.*, *Dict. enc.*, 737.

(5) Ollivier, *l. c.*, **XX**, 365.

(6) Bérard, Denonvilliers et Gosselin, *l. c.*, II, 203-2.

(7) A. Jamain et F. Terrier, *l. c.*, 3ᵉ édit., I, 602.

que la myosite chronique « se termine par une abolition complète des fonctions du muscle, qui reste contracturé et sclérosé. »

Nous croyons devoir signaler à l'attention des observateurs une **complication** qui paraît fréquente pendant la deuxième période de la myosite aiguë : nous voulons parler d'une inflammation spéciale des *piqûres de sangsues.*

Cette complication nous avait paru de si minime importance, que nous avons négligé de la signaler parmi les faits relatés dans notre observation. Elle est cependant indiquée dans l'observation de Pétrequin (1) et dans une de celles de Dionis des Carrières (2).

Chez notre petit blessé, nous avons fait appliquer des cataplasmes chauds de farine de graine de lin, dès que les sangsues ont eu lâché prise. Or, quand cette application est faite dans les conditions ordinaires, on observe (3), après la fin de l'hémorrhagie, une plaie triangulaire habituellement obstruée par un caillot ; tout autour de cette plaie une zône de peau tout-à-fait normale et qui répond, tant par sa forme que par ses dimensions, exactement à la forme de la ventouse buccale de la sangsue pendant la

---

(1) « Outre qu'elles (les sangsues) avaient directement dégorgé, leurs piqûres établissaient une véritable *révulsion*, et tant que *l'inflammation artificielle qu'elles déterminaient à la peau* subsista, elle masqua celle des muscles ; mais à mesure qu'elle tomba, cette dernière reprit et se fit vivement sentir. » (Pétrequin, *l. c.*, 15-1.)

(2) Dans l'observation V de Dionis des Carrières (*Etude sur la myosite*, thèse citée, Paris, 1851), résumée par M. le Dr Rœseler (obs. III), il s'agit d'un étudiant en médecine qui, le 13 mars, fit au Luxembourg (à Paris) une promenade pendant une heure au soleil ardent, puis passa subitement à l'ombre. Dès le surlendemain, 15 mars, on note du gonflement de l'aisselle ; puis on reconnaît un gonflement avec induration, puis suppuration des muscles pectoraux. Du 17 au 24, on applique vingt-quatre sangsues. Le 27, on note « *inflammation des piqûres de sangsues* ».

(3) Par exemple, après une contusion ordinaire.

succion ; enfin plus en dehors une ou plusieurs ecchymoses, dont la forme et la dimension sont très-variables, mais qui se limitent toujours au pourtour de la partie touchée par la ventouse buccale. On sait aussi que, dans les conditions ordinaires, la petite plaie se rétrécit de plus en plus et figure une étoile à trois rayons dont la cicatrice est bien connue, en même temps que l'ecchymose passe par les phases ordinaires sans incident notable.

Il en a été tout autrement chez notre petit blessé. Jamais il n'y a eu trace d'ecchymose. En outre, la plaie, au lieu d'avoir une tendance à se rétrécir est restée béante, sensible au toucher et a laissé écouler une sanie peu abondante pendant deux à quatre jours, après lesquels une petite croûte a recouvert chacune des plaies. Une saillie relativement considérable, presque hémisphérique, très-sensible à la palpation, correspondant par la forme et par la dimension à la ventouse buccale pendant la succion, a persisté pendant environ quinze jours ; quelques-unes de ces saillies ont laissé écouler une petite quantité de liquide séropurulent. Toutes sont demeurées assez sensibles à la palpation pour rendre toute friction impraticable pendant 2 ou 3 septenaires.

Une autre complication, qu'il serait plus convenable de nommer *accident consécutif*, c'est une étrange prédisposition à la **rupture musculaire**, sur laquelle Pétrequin insiste longuement et qui n'a été relatée que par ce seul observateur [1].

---

(1) Th. Pétrequin , *l. c.*, 17-2 et 18-1-2.

FORMES DE MYOSITE.

Les divers processus morbides, auxquels les observateurs ont attribué la dénomination *myosite*, sont très-loin de présenter un type identique.

Les différences sont tellement grandes qu'on ne peut guère trouver qu'un seul caractère qui soit commun à tous ces processus, c'est le siége dans le tissu musculaire.

Dans le fait que nous avons observé, il y a d'abord tous les caractères d'une inflammation franche : douleur, tuméfaction, rougeur et chaleur. En outre, il n'est pas douteux que le siége de cette inflammation ait été le muscle : de nombreux observateurs l'ont nettement constaté. Enfin il n'y a eu, avant, pendant ou après les phénomènes inflammatoires, aucun symptôme qui puisse être rapporté à un élément infectieux [1].

Il paraît donc juste de considérer ce fait comme un type de **myosite protopathique aiguë**, franche, simple, sans complication qui mérite d'être notée. Nous n'y reviendrons pas.

---

[1] L'intensité de la fièvre avec délire n'a pas été, toutes proportions gardées, plus difficile à interpréter que l'intensité de la fièvre qui accompagne une angine simplement inflammatoire.

Nous nous contenterons de signaler la *myosite protopathique* **subaiguë** [1], qui présente peu d'intérêt.

Il doit en être autrement de la *myosite protopathique suraiguë* ou **infectieuse,** « à marche extrêmement rapide, qui s'accompagne de phénomènes d'une gravité exceptionnelle et présente plutôt les apparences d'une maladie générale infectieuse , que d'une phlegmasie proprement dite » (Hayem).

Nous ne discuterons pas s'il convient de rapporter les quelques cas connus myosite suraiguë à « cette sorte de fièvre infectieuse purulente, à laquelle certains auteurs ont donné le nom de diathèse purulente spontanée. » La lecture de ces observations justifie parfaitement le rapprochement qu'on en a fait d'avec les « formes malignes de la périostite et de l'ostéomyélite. » (Hayem).

Les sujets « encore jeunes (étaient) surmenés, placés dans de mauvaises conditions hygiéniques. Après un frisson, » il est survenu une « fièvre intense à type plus ou moins rémittent,... quelques douleurs rhumatoïdes,... et surtout des phénomènes généraux graves, tout-à-fait hors de proportion avec les symptômes locaux. »

C'est à cet ordre de faits qu'il faut rapporter les deux cas qui se sont terminés par la mort au cinquième jour. Il n'en faut pas davantage pour justifier l'expression de « **myosite maligne,** » (Hayem), « qui les rattache à l'histoire du phlegmon diffus profond, dans ses formes les plus graves par ses phénomènes généraux intenses, peu en rapport avec l'état local [2]. »

---

[1] G. Hayem, *loco cit.* du *Dict. enc.*, 2⁰ série, X, 728.

[2] Louis-Hubert Rœseler, *l. c.*, p. 76.

Nous devons en rapprocher les faits observés par MM. Nicaise et Ercole Galvagni [1], bien que dans ce dernier fait, la durée ait été moins longue, et les phénomènes généraux moins aigus.

Dans l'un et l'autre cas, la coloration ictérique de la peau, que M. Nicaise considère comme caractéristique, a été nettement observée.

On a aussi noté la quantité d'albumine et l'abondance des sels uriques dans l'urine comme dans les autres cas de « désorganisation rapide du tissu musculaire » (Hayem).

C'est encore à cette forme rapide, qu'il convient de rapporter ce que quelques auteurs ont nommé *myosite suppurative* protopathique, aiguë [2].

Parmi toutes les formes lentes de l'inflammation des muscles, nous n'en trouvons qu'une seule qui semble admise à la fois comme *vraiment chronique* et toujours protopathique.

C'est la **myosite fibreuse** (F. Terrier), *myosite scléreuse* (Volkmann), véritable *cirrhose du muscle* (Mantegazza), qui aboutit à la destruction complète du tissu musculaire et laisse à sa suite une sorte de rétraction cicatricielle (Volkmann).

On pourrait certainement discuter si ce processus morbide qui

---

(1) *Sardegna Medica*, janv. 1878. — Cf. *Gaz. hebd. de méd. et de chir.*, 1878, p. 787.

(2) Dans son rapport à la Société Anatomique de Paris, M. le professeur Hayem rapproche « cette suppuration diffuse d'une masse musculaire aussi considérable que le triceps brachial, du phlegmon diffus du tissu cellulaire sous-cutané. On sait en effet, ajoute-t-il, que cette dernière maladie s'accompagne, dans certains cas, de phénomènes extrêmement graves qui ne paraissent pas toujours en rapport avec l'état local, et se termine par la mort d'une manière très-analogue aux circonstances relatées dans le fait de M. Foucault. » — M. le Dr Rœseler écrit que ce même fai « rappelle les accidents si graves qui accompagnent certains abcès sous-périostés, accidents qui leur a fait donner le nom de typhus des membres par Chassaignac. »

est bien chronique et aussi bien protopathique doit être ou non rangé parmi les phlegmasies. Toutefois, il ne paraît pas y avoir plus de raison pour séparer cette maladie des inflammations des muscles, qu'on ne peut en trouver pour séparer la néphrite interstitielle des inflammations des reins.

Il nous paraît juste de ne pas adopter de la même manière ce qui a été nommé **myosite ossifiante localisée.**

S'il s'agit de la « production de tissu osseux [1] dans les muscles entourant les fractures avec cal exubérant, ou les articulations atteintes d'arthrites sèches, » [2] l'affection doit être considérée comme secondaire.

Il en est de même de la *myosite pétrifiante* (Volkmann) ou **calcification des muscles** (F. Terrier) « observée au voisinage des vieux foyers purulents. » Ce sont, d'ailleurs, des faits très-rares.

Ce qui est moins rare, c'est d'observer la consistance osseuse en même temps que la forme des muscles dans une partie limitée des membres à la suite « de frottements, de violences extérieures souvent répétées.

C'est ainsi que Rokitansky, Billroth, Hauwkins, ont signalé ces ossifications dans le biceps, chez les fantassins [3], et dans les

---

(1) Nous réservons absolument cette appréciation. Il y a lieu d'examiner la preuve anatomique pour affirmer plutôt le *tissu osseux* que les *concrétions* calcaires *ossiformes*.

(2) A. Jamain et F. Terrier, 3º éd. *l. c.*, I, 600.

(3) « Chez les fantassins, le muscle ossifié, qui est le plus souvent le deltoïde gauche, contient une plaque osseuse de 10 à 12 centim. de long sur 3 à 5 de large On a observé des productions analogues dans le pectoral ; Pitha et Podrazki en ont vu se développer dans les brachiaux antérieurs à la suite d'exercices gymnas-

adducteurs de la cuisse, chez les cavaliers (A. Desprès, Cornil et Ranvier, Volkmann). »

Il paraît juste de ne pas maintenir la dénomination de myosite à ces productions qui n'ont « aucune tendance à se généraliser et déterminent une lésion à peine gênante. » Si les bourses séreuses accidentelles et autres productions professionnelles ne sont pas considérées comme des phlegmasies, il convient de faire de même pour les altérations dont nous parlons, et de ranger auprès d'elles ces ossifications sous le nom de **productions osseuses accidentelles** (Hayem), **os des soldats**.

Enumérons rapidement les myosites que tous les auteurs s'accordent à considérer comme *deutéropathiques* ou **secondaires**, qui sont incomparablement moins rares que les protopathiques ou primitives.

M. le professeur Hayem [1] les divise en deux groupes :

1° Les **myosites par propagation**, *m. propagées,* « simples lésions de voisinage, complications locales plus ou moins importantes, dont l'évolution dépend essentiellement de l'affection primitive qui leur a donné naissance. »

C'est à ce groupe qu'il faut rapporter la *myosite ossifiante localisée* autour d'un cal exubérant ou d'une articulation atteinte d'arthrite sèche, ainsi que nous l'avons dit plus haut.

---

tiques exagérés. Lorsque l'affection atteint les cavaliers, la plaque osseuse siége dans les adducteurs des cuisses. Dans toutes ces circonstances, l'altération musculaire reste limitée et ne constitue qu'une lésion locale plus ou moins gênante. » (Hayem. *Dict. enc., l. c.,* 738.)

(1) G. Hayem. *Dict. enc., l. c.,* 729.

Là aussi la *myosite pétrifiante* du voisinage des vieux foyers purulents déjà signalée.

Là encore la *myosite chronique fibreuse* (F. Terrier), « qu'on observe dans les muscles avoisinant les os cariés ou nécrosés, les arthrites fongueuses ou chroniques, les luxations anciennes non réduites, etc. [1] »

2° Les **myosites symptomatiques**, qui « surviennent dans le cours des maladies dites générales, appartiennent en propre à l'évolution morbide et comptent au nombre des diverses manifestations de ces maladies. »

Les myosites symptomatiques peuvent être **métastatiques** ou **non métastatiques**. Ces dernières ont un siége de prédilection dans les « muscles qui fatiguent le plus ».

On cite comme maladies dont la myosite peut être un symptôme :

Les diverses formes de typhus, fièvre typhoïde (Zenker, Waldeyer, Hoffmann) « *typhus ambulatorius* sans élévation de température » (Hayem) ;

Les fièvres éruptives, comme la variole, la scarlatine, la rougeole (G. Hayem) ;

L'érysipèle ;

La tuberculose miliaire aiguë ;

La diphthérie ;

L'ictère grave ;

La fièvre palustre pernicieuse algide (Vallin).

Parmi les maladies constitutionnelles et diathésiques, nous avons cité plus haut la scrofule, dont l'influence n'est pas douteuse pour les abcès froids des muscles. (Follin, Linhart, G. Hayem et autres).

---

(1) A. Jamain et F. Terrier, *l. c.*, p. 601.

Beaucoup d'auteurs citent « le rhumatisme musculaire aigu ou chronique ». Nous reviendrons sur ce point au sujet du diagnostic.

Signalée depuis longtemps (Théodosius, Astruc, Petit-Radel, Lagneau, Ph. Boyer,) la syphilis des muscles est actuellement bien connue (Ricord, Lisfranc, Bouisson, Notta, Nélaton, Saint-Arroman, P. Thévenet, Robert, A. Desprès, Lancereaux, G.-A. Rousset, Ch. Mauriac, etc.). On distingue trois manifestations différentes de la syphilis : les *douleurs rhumatoïdes* (Follin), — les *gommes syphilitiques des muscles*, — et la *myosite fibreuse diffuse* (Volkmann) de nature syphilitique, *infiltration syphilitique des muscles* (Follin). [1]

On connait de même l'influence du scorbut (G. Hayem). [2]

Celle du purpura aigu, fébrile rapidement mortel (Wilson Fox).

Parmi les maladies infectieuses, on cite comme ayant des manifestations métastatiques dans les muscles :

La pyohémie, infection purulente des blessés ;
La fièvre puerpérale ;
La morve et le farcin ;
L'endocardite ulcéreuse.

A leur suite, viennent se ranger les manifestations musculaires des cachexies, qui présentent parfois le caractère de phlegmasie chronique, et beaucoup plus souvent le caractère de dystrophie (G. Hayem).

---

(1) E. Follin, *l. c.*, II, 165 — Pour cette dernière, « la guérison est la règle ; toutefois, l'altération diffuse du muscle peut se terminer par une rétraction incurable. » F. Terrier, *l. c.*, 612.

(2) G. Hayem. *Mém. sur l'anatomie pathol. du scorbut*, in *Comptes-Rendus et Mémoires de la Société de Biologie* ; in *Gaz. méd.*, 1871.

Enfin, on trouve encore des altérations musculaires après l'intoxication par le phosphore et aussi après l'empoisonnement par l'ammoniaque (V. Cornil). Là encore, on observe « une dégénérescence graisseuse rapide des fibres musculaires. Cette sorte de stéatose aiguë doit être considérée, non comme une inflammation, mais comme une dystrophie aiguë ». [1]

Toutes ces affections musculaires, qui ne devraient pas être dénommées myosites, puisque dans la plupart des cas, ce ne sont pas des inflammations, toutes ces affections musculaires symptomatiques sont en clinique d'un intérêt habituellement très-secondaire. L'affection primitive est de bien autre importance.

Il en est tout autrement de la **myosite ossifiante progressive** (Von Dusch, — Münchmeyer) *myosite ossifiante multiple*.

Cette maladie, essentiellement chronique, qui dure « toujours un grand nombre d'années, 10 à 12 en moyenne » (Hayem), demeure encore « au-dessus des ressources de l'art [2] ».

.On l'a observée dans le cours de la seconde enfance ou chez les jeunes gens.

« On n'a signalé comme cause occasionnelle que le traumatisme déterminé par des chûtes (Florschütz).

» (Son développement) est lent, progressif ; mais non régulier. Après être restée stationnaire pendant des années, l'affection fait tout à coup de nouveaux progrès sans l'intervention d'aucune cause nouvelle.

» Cependant les irritations locales paraissent avoir une certaine influence sur la marche de l'ossification. Dans le cas d'Hawkins,

---

(1) G. Hayem. *Dict. enc.*, *l. c.*, p. 741.
(2) A. Jamain, *l. c.*, 2ᵉ éd., I, p. 255.

par exemple, la plus légère compression des muscles suffisait pour aggraver la maladie [1] ».

Il n'y a pas lieu de discuter ici les diverses interprétations exprimées par les observateurs (D. Rodgers, Testelin et Daubressi, Wilkinson, Skinner, Abernethy, Hawkins, A. Desprès, Zollinger, Münchmeyer, G. Haltenhoff, R. Volkmann, Florschütz, Sodazki) [2]. La myosite ossifiante progressive est encore une question à l'étude et qui demande de nouveaux faits, de nouvelles observations.

Ce qu'on en sait [3] suffit toutefois pour affirmer que « son

---

(1) G. Hayem. *Dict. enc.*, *l. c.*, 739. — M. F. Terrier rapporte une opinion analogue : « Il faut tenir grand compte des violences extérieures qui, chez un sujet prédisposé, donnent naissance à des ossifications multiples. (Volkmann.) » *L. c.*, p. 606.

(2) Nous ajouterons à ces observations devenues classiques, celles de : E.-P. Gibney, in *Medical and surg. reporter*. New-York, 20 nov. 1875. — Mays, in *Arch. für path. anat. und phys.*, LXXIV, p. 145. — Huth, in *Allg. med. central zeitg*. 1876, 493. — C. Gerhardt, in *Journal méd. de Wurtzbourg*, IX, 3 et 4. — L. Goldberg, Thèse inaugurale de Berlin sur *la Myosite ossifiante dans la paralysie générale*.

(3) « Cette affection débute le plus souvent par les muscles de la nuque et du dos : à une tuméfaction douloureuse qui dure quelques jours, succède une certaine dureté du muscle qui offre des nodosités et, plus tard, des masses dures, de consistance osseuse. » (Terrier). « Puis il se forme de même d'autres points osseux qui s'accroissent lentement, tandis que le reste du muscle s'atrophie. La maladie marche ainsi pas à pas, » (Hayem) « gagne l'épaule, le dos, et les masses charnues de ces régions deviennent dures, irrégulières, en un mot s'ossifient... la colonne cervicodorsale devient absolument rigide. L'ossification des muscles du bras, de la cuisse de la hanche, immobilise les diverses articulations de l'épaule, du coude et de la hanche. » (F. Terrier). « Quelquefois aussi l'ossification des masséters empêche plus ou moins les mouvements de la mâchoire, et quelques muscles de la face peuvent également subir la même transformation. Confinés au lit, privés de mouvement, les malades sont dans un état misérable, et la mort survient par suite des troubles apportés au jeu des muscles respiratoires et de la mastication » (Hayem). Certains muscles ne sont que partiellement altérés. D'autres restent intacts : ce sont le cœur, le diaphragme, les sphincters, la langue, les muscles du larynx, ceux des **organes génitaux**.

classement parmi les myosites ne peut être que provisoire. La disposition particulière des muscles à se transformer en os, la tendance à l'envahissement et à la généralisation, enfin, l'atrophie des portions de muscles non ossifiées indiquent un trouble général de la nutrition et non une simple phlegmasie. Peut-être s'agit-il ici d'un de ces vices de nutrition dépendant d'une action nerveuse auxquels on a donné le nom de troubles trophiques. En tous cas, dans son ensemble, cette myosite multiple, progressive, n'est pas sans une certaine analogie avec l'atrophie musculaire progressive. L'ossification ne paraît être qu'une forme spéciale d'atrophie irritative, et l'examen du système nerveux nous révèlera peut-être un jour, comme pour cette dernière maladie, l'origine réelle de l'altération des muscles ». [1]

Nous ne pouvons achever l'énumération des formes de myosite, sans parler d'une forme chronique que M. le professeur Hayem croit être « le plus souvent symptomatique du rhumatisme ». C'est cette forme que M. Fischer désigne sous le nom de **rhumatisme musculaire fixe.**

Presque toujours chronique d'emblée, cette myosite est caractérisée par « le développement graduel de l'induration, l'absence complète de fièvre et de chaleur anormale, et plus tard par le raccourcissement progressif des muscles; » « l'atrophie de ces muscles malades et l'amaigrissement (par inertie fonctionnelle) des antagonistes. »

Il est difficile de trouver une description qui s'adapte mieux au type devenu classique de syphilis des muscles que nous avons

---

(1) G. Hayem. *Dict. enc., l. c.,* 789.

signalé plus haut sous le nom de myosite fibreuse diffuse (Volkmann) ou d'infiltration syphilitique (Follin) des muscles. Nous préférerons donc faire remarquer que « dans certains cas, l'affection peut être mise sur le compte de la syphilis. [1] » Et nous attendrons de *nouvelles* observations qui démontrent avec certitude l'existence de cette forme de myosite chez un sujet absolument exempt de toute infection syphilitique.

Il n'est pas impossible, d'ailleurs, que cette forme cesse, dans la suite, d'être rangée parmi les symptomatiques pour prendre rang parmi les protopathiques. Dans ce cas, il conviendrait de la considérer comme identique à la myosite fibreuse (F. Terrier), myosite scléreuse (Volkmann), cirrhose du muscle (Mantegazza), dont nous avons parlé plus haut.

---

(1) Ibid., 743.

DIAGNOSTIC.

Autant il nous a paru convenable de passer en revue tout ce qui porte le nom de *myosite* dans la littérature médicale , pour faire l'étude des diverses formes de cette maladie ; autant nous croyons nécessaire de nous limiter à la véritable inflammation du tissu musculaire de la vie de relation , pour élucider les différents points du diagnostic de cette intéressante affection.

Ce diagnostic est « parfois très-facile, d'autres fois très-difficile» (F. Terrier) [1].

« Lorsqu'un muscle est enflammé, il durcit, et devient douloureux. Cet état constitue une tuméfaction légère que l'on reconnaît à son siége et par la comparaison avec les parties saines du côté opposé aux muscles malades. Si une tuméfaction douloureuse avec rougeur a une direction allongée sur le trajet connu (d'un muscle), si en même temps les mouvements (du muscle) sont très-douloureux, le diagnostic myosite doit être posé [2] » Telle est la règle généralement admise. Nous avons vu plus haut que la myosite ne se présente pas toujours avec cette netteté.

---

(1) Jamain et Terrier, 3e éd., *l. c.*, 608.

(2) Armand Desprès. *Tr. du diag. des mal. chir.* : *Diagnostic des tumeurs.* Paris, 1868, p. 25.

Il est d'ailleurs de connaissance vulgaire que le rhumatisme musculaire présente aussi une tuméfaction douloureuse avec rougeur suivant la forme connue du muscle, en même temps que les mouvements de ce muscle sont très-douloureux. On sait aussi qu'il n'est guère praticable de bien apprécier ce qu'il peut y avoir de durcissement du corps charnu.

Il y a là une difficulté sur laquelle nous devons nous arrêter.

Le **rhumatisme musculaire** présente avec la myosite de si nombreuses ressemblances que bien des médecins confondant l'une et l'autre, n'en ont plus fait qu'une seule et unique entité morbide.

Latour [1], Gasc [2], Villermé [3], Ozanam [4], Vallerand de la Fosse [5], Pinel [6], l'affirment positivement.

Roux et A. Bérard n'émettent cet avis qu'en avouant la rareté du fait [7].

---

(1) Latour. *Essai sur le rhumatisme*, thèse de Paris, 1808.

(2) Gasc. *Existe-t-il deux variétés de rhumatisme extérieur ?* dans les *Mém. de la Soc. méd. d'émul.*, V, 1803.

(3) Villermé. *Observ. sur un rhumatisme qui s'est terminé par suppuration du corps des muscles*, dans le *Journal de méd.* de Corvisart et Leroux, juill. 1818.

(4) Ozanam. *Rhumatisme articulaire aigu terminé par la suppuration et la mort*, dans le *Journal de médecine* de Corvisart , 1814.

(5) Vallerand de la Fosse. *Du rhumatisme*, thèse de Paris, 1815.

(6) Pinel. *Nosographie philosophique*, 1818, tome II, p. 534.

(7) A propos d'un « abcès occupant les muscles, il est permis, disent ces auteurs, de mettre en doute cette assertion. Nous oserions cependant affirmer avoir ouvert de tels abcès chez des sujets travaillés depuis longtemps par des douleurs rhumatismales. Nous convenons, au reste, qu'ils sont rares. Ils le sont encore bien plus consécutivement au rhumatisme aigu ; ce qu'on voit encore assez souvent dans le cours ou à la suite de cette dernière affection, ce sont des abcès dans le tissu musculaire voisin des muscles qui ont été ou sont encore le siége des rhumatismes. Il y a quelques années, ces abcès furent pour ainsi dire épidémiques à Paris ; nous eûmes alors occasion d'en voir un assez grand nombre, et nous avions peine à croire que cela ait été un pur effet du hasard : une chose qui nous frappa singulièrement, c'est que plusieurs s'étaient développés sous le grand pectoral ; quelques-uns, très-vastes , s'étendaient jusqu'à l'aisselle. » *Dict. en 30*, 2e éd., 1832. Art. *Abcès en général*, I, 25-26. — Cf. Rœseler, *Thèse citée*, p. 31-32.

Ferrus est encore plus réservé, encore moins convaincant [2].

Marchal de Calvi base son appréciation sur son unique observation d'un charpentier obligé de travailler longtemps, la nuit et le jour, étant presque constamment dans l'eau pour réparer la roue d'un moulin. Il en est de même pour Gendrin, qui rapporte « l'unique observation d'une femme de quarante-huit ans, atteinte de rhumatisme articulaire général. » [3] « Teissier a rangé ce fait dans les cas de diathèse purulente spontanée. »

Signalons seulement l'observation de Withmore [4], l'opinion de M. Ollier (de Lyon) [5], puis celle de Volkmann, qui considère le rhumatisme musculaire comme une véritable myosite [6], puis encore celle de Cruveilhier, qui ne l'admet que pour une de ses deux formes du rhumatisme musculaire.

Nous ne citerons aussi que pour mémoire, les auteurs du Compendium de médecine, qui, confondant dans une même description le rhumatisme musculaire et la *myosite, myorhumatisme, myodinie*[1], se contentent d'exposer la question sans prendre parti.

Citons de même M. le professeur Bouillaud qui, d'après les auteurs du Compendium de médecine, rapporte (p. 84 et *passim*),

---

(1) « Dans quelques cas rares, (le rhumatisme musculaire) s'est terminé par suppuration ; mais parce que cette terminaison est rare, et qu'il n'est pas donné à tous de l'observer, est-ce une raison pour la révoquer en doute ? Quelques-uns, posant les limites du possible à l'horizon de leur observation personnelle, déclarent n'admettre point un fait qu'ils n'ont pas observé. Pour nous, nous ne faisons pas si bon marché des observations et des observateurs. » G. Ferrus. Art. *Rhumatisme* du *Dict. en 30*, 2e éd., 1843 XXVII, 578. — Cf. Rœseler, *Thèse citée*, p. 31.

(2) Gendrin. *Hist. anat. des inflammat.* Paris, 1826, II, 188.

(3) *Psoïtis suppuré, etc....* in *Journal général de méd. et de chir.*, 1828.

(4) *Gaz. des hôp.*, 1873, p. 412.

(5) Cf. A. Jamain et F. Terrier, *l. c.* 3e éd., I, 608.

(6) Louis de la Berge, Ed. Monneret et Louis Fleury. *Compendium de médecine pratique.* Paris, 1846, tome VII, p. 404-1.

la suppuration des muscles au rhumatisme et ailleurs (p. 77), discute
et arrive à contester les conclusions de l'observation de Villermé [1].

Nous pourrions citer de même MM. les professeurs A. Hardy et
J. Béhier, qui ne font pas plus de différence que les auteurs du
compendium de médecine [2]. Ils définissent le rhumatisme musculaire, « désigné aussi sous les noms de *myosite*, de *myodinie*, par
une douleur siégeant dans un ou plusieurs muscles, augmentant
par la pression et surtout par la contraction musculaire. » Aussi,
admettent-ils la terminaison par induration ou par suppuration [3].

A presque tous ces médecins, on pourrait opposer une critique
analogue à celle de Requin pour les observations de Latour et de
Pinel [4].

Après avoir épuisé la question, M. le docteur Rœseler arrive
à conclure que si certains auteurs « font entrevoir la possibilité de la terminaison par suppuration, les observations qui
viennent à l'appui de cette opinion sont extrêmement rares et peu
concluantes [5]. »

Il y a plus, ce même auteur résume ainsi le travail d'un de ses
prédécesseurs : « Fischer, dans son mémoire sur la myosite, a
recherché avec le plus grand soin, sur quelles observations est
basée la théorie de la terminaison suppurative du rhumatisme

---

(1) Bouillaud. *Tr. clin. du rhumatisme articulaire.* Paris, 1840.

(2) Hardy et Béhier. *Tr. élém. de path. interne.* Paris, 1855, tome III, 204.

(3) Ibidem, p. 206-207.

(4) « Si on lit la judicieuse critique que Requin a faite des observations de
Latour et de Pinel qu'on a citées en faveur de la suppuration, on ne tarde pas à
reconnaître avec ce professeur distingué, qu'il y a ici erreur de diagnostic, et que
les auteurs ont pris pour un rhumatisme, tantôt un phlegmon sous-aponévrotique,
tantôt un abcès métastatique. » (Cité par Rœseler, *Thèse citée*; 1875, p. 30-31.)

(5) Louis-Hubert Rœseler, *l. c.*, p. 38.

musculaire : après les avoir rapportées et commentées, il arrive aux conclusions suivantes, confirmation des idées de Chomel : 1° Il n'est pas certain, jusqu'ici, que le rhumatisme musculaire se soit jamais terminé par suppuration, puisqu'aucun fait observé, ne le démontre ; 2° Il est au moins fort douteux que le rhumatisme soit de nature à produire la suppuration des muscles [1]. »

Beaucoup d'auteurs ont été encore plus affirmatifs. Ils ont nié absolument la possibilité de la suppuration dans le rhumatisme musculaire.

Tels sont Chomel et Requin [2], Grisolle [3], Ollivier [4], Labuze [5], Valleix [6], les auteurs du Compendium de chirurgie [7].

« Il faut distinguer, dit M. le prof. Hayem, deux affections qui nous paraissent avoir été confondues à tort, sous le même nom, par quelques auteurs : d'une part, les manifestations musculaires du rhumatisme, et de l'autre, les phlegmasies purement locales, qui sont indépendantes de toute diathèse [8]. »

---

(1) L.-H. Rœseler, *Thèse citée*, 35-36.

(2) Chomel et Requin. *Leçons de clin. méd.* Paris, 1837, p. 31.

(3) *L. c.*, art. *Rhumatisme*, etc.

(4) *Dict. en 30*, art. *Muscles (pathologie)*.

(5) Labuze. *Des abcès développés dans la gaîne du muscle grand droit.* Thèse de Paris, 1871.

(6) *Guide du méd. prat.*

(7) « Il est vrai que, pour quelques personnes, la myosite serait fréquente, puisque, d'après elles, ce serait à l'inflammation du muscle qu'il faudrait rapporter les phénomènes du rhumatisme ; mais dans le rhumatisme musculaire, on ne trouve ordinairement que l'un des symptômes de l'inflammation, la douleur, ce qui ne suffit pas, selon nous, pour en établir incontestablement l'existence ; en outre, si le rhumatisme est une inflammation de la fibre charnue, il faut convenir que cette phlegmasie diffère essentiellement, dans sa marche et ses terminaisons, de ce qu'elle est dans les autres tissus. » (Bérard, Denonvilliers et Gosselin. *Compendium de chir. prat.* Paris, 1846, II, 201-2.)

(8) G. Hayem. *Dict. enc.*, *l. c.*, 736.

« *L'inflammation d'un muscle*, la *myosite*, se distingue du rhumatisme musculaire par l'intensité de la douleur, qui est extrême; par l'impossibilité absolue des contractions; par l'absence de soulagements passagers aussi marqués que dans le rhumatisme; par le gonflement et quelquefois la rougeur et l'empâtement de la partie affectée, si le muscle est superficiel; par l'intensité extrême de la douleur à la pression; par sa fixité dans un point situé vers le centre du muscle et non aux attaches; enfin, par la fièvre et l'altération des principales fonctions [1]. »

« *L'existence antérieure d'un rhumatisme, la mobilité de cette affection, qui passe souvent d'une région à une autre*, le défaut de gonflement, et enfin cette circonstance que le rhumatisme musculaire ne se termine jamais par suppuration, suffisent pour établir une différence bien tranchée entre cette dernière affection et l'inflammation franche d'un muscle [2]. »

On peut l'affirmer : « Nulle analogie n'existe entre la myosite et le rhumatisme musculaire, affection mobile, très-douloureuse, qui ne s'accompagne d'aucun changement appréciable dans la texture de l'organe : le muscle malade n'est donc point induré, comme nous le voyons dans la myosite [3] ».

En un mot, il y a entre la myosite et le rhumatisme musculaire une différence très-grande : tout est diathèse dans le rhumatisme musculaire, tout est affection locale dans la myosite [4].

---

(1) Valleix, *l. c.*, tome V, p. 120.

(2) Ollivier, *loco cit.* du *Dict. en 30*, **XX**, 364. — « La fixité de la douleur, unie au gonflement, à la chaleur de la partie, suffisent pour distinguer la myosite du rhumatisme musculaire. » (Bérard, Denonvilliers, II, 202-1)

(3) A. Grisolle, *l. c.*, I, 570.

(4) Il y a lieu de s'étonner de l'erreur du D^r Th. Pétrequin à ce sujet. Ce sagace observateur commence sa correspondance en rappelant que ses contemporains sont

« On pourrait encore songer à une de ces **phlébites intra-musculaires** comme on en observe parfois chez les sujets porteurs de varices [1]. »

Mais, outre que cette affection n'est pas moins rare que la myosite, on pourra toujours reconnaître la phlébite par les symptômes généraux qui la caractérisent, par l'absence de rougeur et de chaleur localisée dans le muscle, par la possibilité d'exécuter quelques mouvements, et enfin par l'absence d'une induration vraiment ligneuse et dont la forme soit exactement celle du muscle.

Un autre diagnostic qui sera exceptionnel, c'est celui de **l'hématome.** « Un hématome se produit brusquement, d'emblée on voit paraître une tumeur volumineuse, et ce n'est que quelques jours plus tard qu'on voit l'épanchement se modifier... La forme de (la tumeur) qui reproduit celle (des muscles) ne ressemble pas à la forme globuleuse des hématomes [2]. »

Dans ce cas encore, c'est l'absence de rougeur et de chaleur locale, l'absence de contracture par appréhension qui constituent des éléments principaux pour établir le diagnostic.

« loin d'être d'accord sur la nature et le siége du rhumatisme musculaire. » Il intitule son excellent travail « rhumatisme musculaire aigu », et poursuit en conséquence tout son récit et tous ses commentaires. Lui-même rapporte cependant qu'il n'y eut pas de rhumatisme franc avant son observation ; lui-même écrit qu'il n'y a eu aucune manifestation articulaire ; « que la douleur n'eut point un caractère mobile, qu'elle fut fixe et continue avec des exacerbations par intervalle ; » et plus loin, il écrit en outre que son malade « n'a pas éprouvé la moindre récidive de rhumatisme, ni musculaire, ni articulaire, bien qu'il se soit trouvé, à plusieurs reprises, exposé aux causes qui l'ont produit (Pétrequin fait ici allusion à la myosite) une première fois, comme, au reste, il l'avait déjà été auparavant avec tout aussi peu d'effet que depuis. »

(1) Le Dentu, *l. c.*, 484-2.

(2) Le Dentu, *l. c.* in *Gaz. des hôp.*, 18 mai 1875, p. 434-1.

Nous devrions ici discuter le diagnostic de cette inflammation périmusculaire connue sous le nom de **périmyosite** (Ollier, de Lyon) ou mieux de **phlegmon périmusculaire** (A. Poncet).

Nous avons trouvé deux faits, qui ont été rapportés à cette inflammation périmusculaire, observés l'un par M. Poncet, l'autre par M. Dionis.

Le cas de *périmyosite* publié par M. A. Poncet [1] prête largement à la discussion. L'auteur intitule son observation « myosite suppurée du sternocléido-mastoïdien droit. Récupération complète des mouvements ». Il serait tout aussi exact de résumer cette observation : Abcès de la région du sterno-mastoïdien droit; myosite par contiguité, par propagation, un peu plus intense qu'ordinairement. Nous n'en voulons pour preuve que les expressions même de l'auteur. « La gêne des mouvements a été passagère ; quand les accidents inflammatoires eurent cessé, la rétraction musculaire persista pendant quelque temps encore, puis, le muscle recouvra rapidement sa contractilité. C'est là un des côtés les plus intéressants de cette observation, et la récupération rapide des mouvements ne nous parait explicable que par la faible part qu'a prise à l'inflammation le muscle lui-même [2] ».

L'étudiant en médecine qui fait le sujet de l'obs. V, de M. Dionis des Carrières, a eu « un érysipèle envahissant la partie antérieur du cou et de l'aisselle ». Ne peut-on pas rapporter « la multiplicité des abcès, les qualités du pus crémeux assez bien lié », à l'érysipèl lui-même? Il ne paraît nullement nécessaire de recourir pour une explication à la « périmyosite suppurée (Ollier) », ainsi que semble le croire M. le D[r] Rœseler [3].

---

(1) *Gaz. des hôp.*, 8 mai 1873 p. 418-1-2.
(2) *Gaz. des hôp.*, *l. c.*, p. 419-1.
(3) L.-H. Rœseler, *l. c.*, p. 62.

On nous permettra donc d'attendre de nouveaux faits pour établir un parallèle de la périmyosite avec la myosite elle-même.

L'érythème n'est cité par Velpeau [1] que pour écarter la possibilité d'une hésitation à son sujet.

Il insiste autrement sur le diagnostic d'avec l'**érysipèle**.

« D'abord, dit-il, l'érysipèle est une maladie essentiellement superficielle. (Dans la myosite), au contraire, ce sont surtout les parties profondes que la phlegmasie a envahies ; puis la rougeur n'est pas ce qu'elle est dans l'érysipèle, où elle se termine par une bordure festonnée et faisant relief au-dessus du niveau des téguments voisins, où, d'ailleurs, elle est plus vive sur les contours que dans le centre même. Chez notre malade, la rougeur est en quelque sorte vague, diffuse ; elle est surtout manifeste au centre, et de là, va s'éteignant vers la circonférence. »

Il y a plus. MM. Hardy et Béhier le rappellent fort à propos. « Comme dans la lymphangite, on trouve dans l'érysipèle les ganglions lymphatiques engorgés, et ces deux maladies ont assez de ressemblance entre elles pour qu'on ait pu, dans ces derniers temps, rapporter l'érysipèle à une inflammation des vaisseaux lymphatiques de la peau (Blandin) [2]. »

A ces signes déjà si remarquables, nous devons ajouter, pour la myosite, l'absence des vomissements du début de l'érysipèle, l'existence d'une induration et d'une tuméfaction dont la forme, la dimension et le siége sont des muscles, et enfin cette remarquable contracture par appréhension.

---

(1) Prof. Velpeau, *l. c.* in *Gaz. des hôp.* du 17 déc. 1853, p. 600-3.

(2) Hardy et Béhier. *Tr. élém. de path. interne.* Paris, 1850, II, 788.

L'angioleucite peut aussi, selon **Velpeau**, faire hésiter pour le diagnostic.

Mais l'angioleucite se présente sous la forme de plaques rouges disséminées, reliées entre elles par des traînées rouges plus ou moins apparentes, et formant comme autant de petits phlegmons circonscrits; la rougeur dont elle s'accompagne, sans être terminée par une bordure saillante, occupe le centre de chacune de ces plaques, et va en diminuant de ce centre vers la périphérie. » Velpeau pouvait attacher cette importance à l'état des téguments, après avoir si bien décrit la rougeur peu intense de la myosite. « On dirait qu'elle est profonde et ne se dessine qu'à travers la transparence des tissus superficiels. »

Mais sans répéter les signes objectifs de la myosite, il y a un fait remarquable qui caractérise toute angioleucite, c'est l'engorgement des ganglions lymphatiques [1].

Toutefois, « l'**angioleucite profonde** (est) beaucoup plus difficile à reconnaître que l'angioleucite superficielle [2]. » Elle est surtout très-difficile à distinguer de la myosite des couches profondes.

« La chaleur, la douleur et le gonflement restent ici les seuls éléments locaux du diagnostic, » dit Foucher.

Ce même auteur reconnaît que dans l'angioleucite profonde, la chaleur est fort difficile à apprécier, la douleur est profonde, obtuse, pongitive, fixe, mais disséminée par foyers, gênante pour

---

(1) La douleur, l'existence de cordons rougeâtres, aplatis, la présence de plaques rouges, et principalement l'engorgement des ganglions lymphatiques, sont les signes qui caractérisent la (lymphangite). » Hardy et Béhier, *l. c.*, 787.

(2) Em. Foucher. *Traité du diagnostic des maladies chirurgicales.* Paris, 1866-1869, p. 459.

les mouvements, et toujours exaspérée par la pression ; le gonflement, qui paraît presque en même temps que la douleur et dans
les mêmes points, répond exactement à des plaques d'induration
disséminées dans le membre. Il est donc réellement fort difficile
de distinguer la myosite de l'angioleucite dans la profondeur des
membres.

Mais il reste « un signe important, qui pourrait être négligé
pour le diagnostic de l'angioleucite superficielle,... mais qui est
constant et doit être recherché avec soin pour l'angioleucite profonde ; c'est la tuméfaction des ganglions. Cette tuméfaction,
toujours accompagnée d'une douleur assez vive, siége dans les
ganglions profonds [1]. »

« Dans la **phlébite**, remarque Velpeau, nous trouvons de la
rougeur, de l'empâtement et des noyaux indurés sur le trajet des
veines ; mais le gonflement n'occupe pas la totalité du membre. »

Ajoutons que non-seulement la rougeur est toute différente de ce
qu'elle est dans la myosite, mais que, si la phlébite est superficielle,
tous les signes objectifs répondent à une veine, et aucun ne peut
être rapporté à un siége musculaire.

En outre, la fonction du muscle est abolie par la myosite : il y

---

(1) Em. Foucher, *l. c.*, 470. Ce même auteur insiste de nouveau sur ce point
de diagnostic : « Nous devons avant tout indiquer un signe qui est constant dans
l'angioleucite, et qu'on ne rencontre pas, ou du moins que rarement, dans les
inflammations qu'il s'agit de distinguer de l'angioleucite : c'est la tuméfaction douloureuse des ganglions, dont l'apparition tarde peu dans l'angioleucite, et quelquefois précède le développement des plaques rouges. » *L. c.*, 472. — Il est, du
reste, classique que « dans la lymphangite superficielle ou profonde, le phénomène
principal consiste dans l'engorgement des ganglions lymphatiques. » H. et B., 787.
— L'extrême importance de ce signe nous dispensera d'insister sur l'infiltration de
la région et sur les symptômes généraux.

a contracture par appréhension ; tandis que c'est la fonction de la veine qui est abolie par la phlébite : il y a stase veineuse dans le département de la veine jusqu'à ce que la compensation soit suffisamment établie.

Le diagnostic devient beaucoup plus difficile s'il y a lieu de craindre une **phlébite profonde**.

Dans ce cas, « la douleur et l'œdème sont les seuls signes qui peuvent éclairer le diagnostic. La douleur est toujours vive et profonde, toujours dirigée dans le sens du vaisseau. Elle précède l'œdème qui débute par la périphérie et finit par gagner tout un membre, toute une région. » Cet œdème est bien différent de l'état de la peau dans la myosite. « La peau a conservé sa coloration normale, mais elle est tendue, luisante, éraillée en certains points, les tissus sous-jacents sont empâtés et conservent l'empreinte du doigt. Les veines superficielles, si elles n'ont pas été atteintes par l'inflammation, sont gonflées et tendues ; les collatérales se dessinent à la surface de la peau sous forme de lignes bleuâtres anastomosées en divers sens... En résumé, la douleur, l'œdème, le développement d'une circulation supplémentaire, quelquefois une sensation peu nette d'un cordon veineux, telles sont les données sur lesquelles on devra baser le diagnostic [1], » qui demeurera toujours difficile, souvent discutable.

Il sera bon, cependant, de considérer toujours l'œdème comme le symptôme prédominant de la phlébite profonde ; tandis qu'il n'existe pas d'œdème véritable dans la myosite même profonde.

Citons seulement pour mémoire la possibilité de l'**artérite**, qui

---

[1] Em. Foucher, *l. c.*, p. 468.

serait bientôt caractérisée par la gangrène, si elle pouvait avoir revêtu les apparences de la myosite.

Nous ne croyons pas devoir insister davantage au sujet du **rhumatisme articulaire aigu.**

« Dans les formes aiguës (de la myosite), lorsque les douleurs ne sont pas encore bien localisées et qu'il existe de la gêne dans les mouvements et de la fièvre, on pourrait croire au début d'un rhumatisme articulaire; mais bientôt la tuméfaction et l'induration des muscles deviennent caractéristiques [1]. »

On peut ajouter, qu'avant même de reconnaître l'existence de la tuméfaction et de l'induration, on a déjà pu constater la contracture par appréhension, qui est si remarquable pendant la seconde période de la myosite, et l'absence de cette sensibilité si excessive qui rend insupportable le poids des couvertures dans l'état vraiment aigu du rhumatisme articulaire.

Notons de la même manière la possibilité d'une **hémorrhagie interstitielle profonde.** En effet, on peut dire que « l'induration du muscle avec empâtement du tissu cellulaire profond et apparition d'une large ecchymose pourraient être regardés comme les signes d'une hémorrhagie interstitielle profonde [2]. »

Remarquons seulement que, dans la myosite, s'il y a ecchymose, c'est que la phlegmasie est très-intense. Or, si la phlegmasie est intense, il y a cette douleur violente et cette chaleur pénible sur lesquelles nous avons suffisamment insisté pour n'avoir pas à y revenir, et qui suffiraient à elles seules pour éloigner toute idée

---

(1) G. Hayem. *Dict. enc., l. c.,* p. 748.
(2) G. Hayem. *Ibidem.*

d'une simple hémorrhagie interstitielle, pourvu qu'on fasse abstraction de toute possibilité d'hémophilie.

Il est remarquable que, pour tous les auteurs qui ont écrit sur la myosite, la première idée qui se soit présentée à l'esprit ait été l'idée du **phlegmon diffus**. Que ce phlegmon diffus soit supposé de forme anormale ou qu'il soit présumé dans les premières heures de son début, peu importe ; ce qui reste vrai, c'est que le seul diagnostic qui se soit imposé a toujours été celui du phlegmon diffus.

C'est tellement vrai, que Grisolle a pu affirmer que la myosite « ne pourrait être prise que pour un phlegmon diffus. Mais, ainsi que le remarque dans sa thèse (Paris, 1851) M. Dionis, aujourd'hui médecin distingué à Auxerre, dans la myosite, il n'y a ni l'empâtement, ni la rougeur de la peau, ni la tumeur circonscrite qu'on observe dans le phlegmon[1]. »

Velpeau le dit encore plus complètement que son élève. « Dans le phlegmon, la rougeur, le gonflement et la douleur sont plus intenses au centre qu'à la périphérie. Chez la malade (atteinte de myosite, qui fait l'objet de sa leçon) il y a bien vers le milieu du mollet une masse centrale plus indurée, plus douloureuse que les parties voisines ; mais la rougeur de la peau est si faible, il y a si peu d'empâtement dans la couche sous cutanée que nous ne pouvons évidemment rapporter cette affection ni à l'érysipèle phlegmoneux ni au phlemon diffus profond [2] ».

Il demeure cependant incontestable que ce point de diagnostic peut présenter de réelles difficultés.

---

(1) A. Grisolle, *l. c.*, I, 570.
(2) Velpeau. *Gaz. des hôp.*, *l. c.*, 600-3.

La douleur est excessivement vive dans la myosite aussi bien que dans le phlegmon. Mais tandis qu'elle est fixe, parfaitement limitée aux muscles atteints, s'il y a myosite ; — cette douleur est étendue, profonde, sous forme de pulsations et de battements, dans le cas de phlegmon diffus.

La tuméfaction existe d'un côté comme de l'autre. Mais autant elle est circonscrite, limitée aux muscles atteints, s'il y a myosite ; — autant elle est diffuse, sans limites et quelquefois considérable dans le phlegmon. Elle donne au membre un aspect particulier ; les plis, les saillies ont disparu ; il est uniformément arrondi. On n'observe aucune déformation qui puisse être attribuée à la tuméfaction limitée d'un ou de quelques corps charnus.

La rougeur de la myosite est peu intense et toujours uniforme. On dirait, suivant l'expression de Velpeau, « qu'elle est profonde et ne se dessine qu'à travers la transparence des tissus superficiels ». Les ecchymoses sont exceptionnelles. — La rougeur du phlegmon diffus au contraire est variable. Tantôt d'une nuance assez claire, parfois intense, rarement uniforme, elle se dessine sous forme de bandes ou de plaques, plus ou moins rouges ardoisées, brunâtres, plus ou moins associées avec des bulles, des phlyctènes, qu'on n'a jamais observés dans la myosite.

Si on compare l'état de la peau, on trouve que, dans la myosite, il n'y a presque pas d'épaississement, pas du tout d'hyperesthésie et *jamais la peau ne conserve l'empreinte du doigt*. — Dans le phlegmon au contraire, non-seulement « on trouve la peau sèche, âpre au toucher ; mais au-dessous de la peau, on éprouve une sensation d'empâtement, de tension qui se propage au loin et en différents sens, sans qu'on puisse en trouver les limites. Les doigts qui pressent les tissus malades y laissent leur empreinte et conservent une impression difficile à définir. Elle rappelait à Duncan la sensation que fournit une surface ferme, douce et unie, recouvrant une partie spongieuse pleine de liquides. Selon Béclard, elle tient le milieu entre l'œdème, la dureté du phlegmon circonscrit et l'élasticité de l'emphysème [1] ».

Il y a plus. L'*habitus* du patient, sa position dans le lit, la possibilité de quelques mouvements, dans tous les cas de phlegmon diffus contrastent profondément avec la contracture pár appréhension qui caractérise la myosite [2].

Le **phlegmon circonscrit profond** présente, lui aussi, bien des analogies avec la myosite ; et c'est en même temps une phlegmasie « vraiment difficile à bien reconnaître. »

Dans le phlegmon circonscrit profond « la douleur est vive. Elle s'exagère par les mouvements , par la pression », comme dans la myosite.— Elle n'en diffère que parce qu'elle est « toujours pulsative », tandis qu'elle semble ne l'être jamais dans la myosite.

La sensation de chaleur éprouvée par le malade parait être la même dans la myosite et dans le phlegmon circonscrit profond. Mais, tandis que dans cette dernière inflammation la chaleur cons-

---

(1) E. Fournier, *l. c.*, 457.

(2) « Dans la myosite , un noyau ou une plaque se forme d'abord sous l'aponévrose ; sa présence n'est révélée par aucune rougeur, par aucun gonflement apparent ; la pression seule permet de constater une tuméfaction dure et douloureuse profondément située. Ce n'est qu'au bout de plusieurs jours qu'on peut reconnaître par la vue le gonflement du membre et la rougeur des téguments. En même temps, les malades *ne peuvent faire exécuter* aux muscles affectés *aucun mouvement sans en éprouver de vives douleurs*. — Si dans le phlegmon intermusculaire la douleur est vive aussi , *elle n'est pas telle* cependant *qu'elle force* les malades *à adopter de préférence une attitude* déterminée du membre, *et à la garder* d'une manière permanente Voyez , au contraire, notre malade : elle place d'elle-même son membre de manière à mettre les muscles dans le plus complet relâchement ; sa jambe est fléchie , son pied étendu · toute tentative de contraction ou d'extension des mnscles augmente singulièremen! les souffrances. » Velpeau, *l. c.*

tatée par le médecin semble n'être « pas facile à apprécier par la main , ni par le thermomètre », — cette même chaleur est au contraire tellement évidente dans la myosite, qu'elle constitue l'un des symptômes les plus importants qui permettent au médecin d'apprécier les poussées successives de la maladie.

La rougeur qui manque au phlegmon circonscrit profond, la tuméfaction qui présente un aspect tout spécial, et le léger empâtement du tissu cellulaire sous-cutané, constituent des signes dont l'appréciation est fort délicate, et sur lesquels nous n'insistons pas.

« Les troubles fonctionnels sont généralement prononcés et acquièrent, pour le diagnostic, une importance » qu'on peut qualifier de premier ordre [1].

« En explorant avec soin, on verra que les muscles se contractent avec plus de difficulté, que les mouvements sont douloureux » mais du moins que toujours ces mouvements sont en partie conservés [2]. — Dans la myosite au contraire, l'immobilité est absolue ; le moindre mouvement provoqué est impossible ou bien il provoque des douleurs atroces. En un mot il y a contracture par appréhension, et cette contracture est constante et tenace.

La *myosite infectieuse* « peut être prise pour une **fièvre typhoïde**, une **périostite phlegmoneuse diffuse**, une **infection purulente spontanée**, vu la gravité des phénomènes généraux et l'issue rapidement fatale de l'affection [3] ».

---

(1) Em. Foucher, *l. c.*, 440

(2) Em. Foucher, ibid.

(3) A. Jamain et F. Terrier. *Manuel de path. et de clin. chir.*, 3e édit. Paris , 1876, 608.

Il nous paraît inutile de rappeler les signes spéciaux de la fièvre typhoïde et ceux qui caractérisent l'infection purulente spontanée. Les signes locaux manquent dans les deux cas.

C'est surtout la périostite phlegmoneuse diffuse, qu'il est difficile de distinguer à ce sujet.

La gravité des symptômes généraux (typhus des membres), l'intensité extrême de la douleur, la constance de la chaleur et de la rougeur locales sont autant de points communs.

La grande différence consiste dans le siége et dans la forme de la tuméfaction. Elle « est large, fixée intimement à l'os, dont elle fait pour ainsi dire partie », s'il s'agit de périosite aiguë diffuse. — Elle présente en même temps et le siége et la forme du muscle, s'il y a myosite.

C'est encore la forme de la tuméfaction qui permettra de ne pas confondre une myosite avec un **abcès profond**, si analogue qu'il puisse paraître.

On ne retrouvera dans la tumeur de l'abcès profond, ni le siége, ni la forme du muscle.

En outre, l'œdème du tissu cellulaire sous-cutané, et cet empâtement œdémateux que l'on sait, lèveront tous les doutes dès qu'on pourra les observer.

Quant à l'**abcès froid profond**, la marche lente de la maladie et les rapports de la tumeur avec le squelette constituent des différences assez considérables pour reconnaître l'existence d'un abcès froid, quelles que puissent être par ailleurs ses analogies avec une myosite profonde.

« L'*abcès musculaire* sera très-souvent confondu avec une **tumeur du muscle** (Comp. de chirurgie), en particulier lorsqu'il marche lentement, qu'il constitue un abcès froid [1] ». On pourrait ainsi aisément penser à un angiôme, à un lipôme, à un fibrôme, à un enchondrôme.

Mais on fera la différence, d'abord par cette considération qu'il est extrêmement rare que les tumeurs que nous venons d'énumérer soient exactement limitées au corps charnu d'un ou de plusieurs muscles, et prennent ainsi la forme d'abcès musculaires ; — ensuite par l'état de la constitution, s'il s'agit d'un abcès froid (l'abcès froid des muscles est presque spécial aux scrofuleux) ; ou par l'état général du sujet, s'il s'agit d'un abcès chaud (en dehors des abcès métastatiques, il n'y a plus que la myosite infectieuse rapidement mortelle) ; — enfin, par la ponction exploratrice, le diagnostic pourra être jugé [2].

A cause des réserves que nous avons faites plus haut, nous passerons sous silence le diagnostic de cette *myosite chronique*, par induration. C'est celle que quelques auteurs caractérisent par de la contracture avec rétraction. Le premier élément du diagnostic de cette forme de myosite nous parait se trouver dans les préparations mercurielles et les préparations iodurées.

Nous ne nous arrêterons pas au diagnostic de la *myosite ossifiante*.

---

(1) Ibid.

(2) « Les abcès froids sont plus fréquents que les (abcès chauds), et sont en général sous la dépendance de la scrofule. Le plus souvent ils sont bien limités, et sont parfois fort difficiles à diagnostiquer d'avec les tumeurs solides. Denonvilliers étant un jour consulté par un malade portant une tumeur du biceps brachial, crut avoir affaire à une tumeur solide et en proposa l'ablation ; une incision fut faite à cet effet, et ce ne fut que quand le pus s'écoula par la plaie qu'il reconnut son erreur. » Le Dentu. *Myosite syphilitique du muscle jumeau externe*. Clinique de l'Hôtel-Dieu. *Gaz des hôp.*, 13 mai 1875, p. 484-1-2.

La consistance osseuse du muscle constitue un caractère trop spécial pour laisser place à un doute.

Il ne nous reste à examiner que le diagnostic de la *myosite secondaire* des fièvres graves.

Souvent (on a pu dire toujours), elle passe inaperçue, et il n'en résulte aucun préjudice pour le malade.

« Mais ce dont il faut se préoccuper, c'est de l'apparition des abcès ».

Une douleur fixe, des ecchymoses et de la tuméfaction fluctuante devront toujours préoccuper le médecin. Un retour de la fièvre pendant la convalescence ne peut pas être considéré comme une rechûte, si en même temps que les autres accidents de convalescence, on n'a pas recherché « avec soin dans toutes les parties du corps afin de voir si l'on n'y rencontre pas de tumeur fluctuante expliquant le réveil de la fièvre ».

PRONOSTIC.

Rappelons d'abord l'extrême gravité de la myosite protopathique suraiguë ou infectieuse. Non seulement cette maladie est mortelle; mais elle a pu à juste titre être qualifiée « *maligne* ».

Signalons aussi que la myosite ossifiante progressive est encore au-dessus des ressources de l'art.

Au sujet du pronostic de la myosite protopathique aiguë, on trouve dans les auteurs des opinions très-différentes.

Les uns parlent de mort comme conséquence de la maladie; mais leurs expressions sont tellement vagues qu'il faut peut-être réserver ce pronostic pour la myosite infectieuse [1].

Il en est d'autres qui ne s'appuient que sur les faits. Ceux-là affirment sans restriction que « jusqu'à présent, on n'a pas observé de terminaison fatale ». Or il faut s'en tenir aux faits [2].

---

(1) « Quand la phlegmasie est très-intense, que la suppuration est survenue, on observe alors des phénomènes de fièvre grave et l'individu succombe : c'est ce qu'on a remarqué dans des cas de psoïtis. » Ollivier, art. *Muscles*, *l. c.*, 364. — « Lorsque la phlegmasie est très-intense et qu'elle atteint un grand nombre de muscles ou des muscles considérables, elle détermine des phénomènes généraux extrêmement graves et souvent mortels. C'est surtout à la suite de marches forcées, d'exercices violents et prolongés, qu'on a observé ces accidents. » Bérard, Denonvilliers et Gosselin. *Compendium de chir. prat.* Paris, 1846, II, 202-1

(2) G. Hayem. *Dict. enc.*, *l. c.*, 737.

On peut donc dire que pour la myosite « à marche assez lente , s'annonçant avec les symptômes généraux qui accompagnent d'ordinaire toute phlegmasie localisée , le seul danger résulte de l'importance du muscle atteint et de la longueur de la suppuration [1]. »

Il convient d'ajouter que l'importance du muscle atteint se rapporte à sa fonction autant qu'à son volume ; et que plus sont nombreux les muscles atteints , plus les symptômes généraux sont intenses, plus la gravité est réelle.

Quant aux suites de la myosite , elles sont habituellement très-heureuses, puisque cette maladie guérit complètement sans laisser de traces.

Toutefois, dans quelques cas rares « il peut rester dans les muscles une induration très-persistante , souvent indélébile et qui trouble pendant longtemps les fonctions de ces organes .. Après l'inflammation (les fibrilles charnues) ne forment plus qu'une masse homogène qui a perdu toute souplesse.... Plus tard, il peut même arriver.... que les fibres charnues.... finissent par disparaître plus ou moins complètement, ne laissant à leur place qu'une corde fibreuse [2] ». Mais ces faits sont tellement rares, qu'on peut les considérer comme tout à fait exceptionnels, si tant est qu'ils soient des faits tout à fait indiscutables de myosite.

Nous ne parlerons pas du pronostic des myosites symptomatiques. Il n'est autre que celui de l'affection primitive elle-même.

---

(1) L.-H. Rœseler, *l. c.*, 76.
(2) Velpeau , *l. c.*

ÉTIOLOGIE.

En 1839, Ollivier affirme comme causes de la myosite : « tantôt une suppression brusque de la transpiration par l'action du froid, tantôt, et le plus souvent, une secousse violente, des efforts répétés, une contusion, etc., en un mot, une **violence mécanique** [1]. » Les auteurs du Compendium de chirurgie répètent la même affirmation, en employant les mêmes expressions. Ils intercalent seulement « une **suppression brusque de la transpiration** par l'action.... d'un courant d'air un peu vif lorsque le corps est en sueur [2]. »

Depuis lors, on l'admet pour démontré : la myosite peut reconnaître pour causes les « contusions, plaies, corps étrangers, ruptures sous-cutanées des muscles » et généralement toute « violence extérieure ».

M. le professeur Hayem considère comme « bien établi » que la myosite peut se produire sous « l'**influence du froid**, particulièrement quand le corps est en sueur, ou bien encore (comme conséquence de) l'habitation dans des logements humides » [3].

---

(1) Ollivier. *Dict. en 30*, art. *Muscles*, XX, 363.
(2) Bérard, Denonvilliers et Gosselin, *l. c.*, II, 202-1.
(3) G. Hayem. *Dict. enc.*, *l. c.*, 736.

Follin ne reconnaît qu'une action toute locale à cette « impression du froid sur une partie couverte de sueur (¹). »

Presque tous invoquent comme cause la « fatigue excessive de l'organe » (Velpeau) « par un exercice trop rude ou trop longtemps continué » (Follin). Ce serait la conséquence des « contractions musculaires violentes et souvent répétées » (Jamain) entraînant le « **surmenage du muscle.** » (F. Terrier) (²).

---

(1) E. Follin, *l. c.*, II, 164.

(2) « A propos de cette dernière cause, dit Follin, on s'est demandé si la grande fatigue ne mettait pas l'économie dans un état analogue à celui des animaux surmenés qui contractent si facilement le charbon, et si les suppurations musculaires n'étaient pas consécutives à cet état général. Il est probable que l'influence de la fatigue est très-puissante dans ce cas, mais on ne peut pas nier que parfois l'inflammation ait été primitive et bien localisée aux muscles. » Follin, *l. c.*, II, 164.

Qu'il nous soit permis de rappeler ici la séance de l'Académie de Médecine de Paris du 24 septembre 1878.

M. le professeur Bouley communique une consultation qu'il vient d'adresser à un avocat de la Cour d'appel de Paris, au sujet d'un veau destiné à la boucherie et dont la viande fut reconnue corrompue à l'arrivée à Paris. L'animal, âgé de 2 mois, s'était échappé d'une étable où il était tenu renfermé, et, pendant 20 à 30 minutes, s'était livré à une course folle, à la suite de laquelle il tomba comme suffoqué. La conclusion de la consultation du savant académicien est que le veau, loin d'être malade, était au contraire exubérant de santé ; que sa course folle était « une manifestation de son excès de santé » ; que l'altération rapide de la viande de ce veau « s'explique par la course forcée à laquelle l'animal s'est livré avant sa mort », etc.

Immédiatement après cette communication, M. Blot rapporte un fait analogue de surmenage dans l'espèce humaine. Il s'agit d'une femme en couches, qui avait été soumise pendant 2 jours aux douleurs d'un travail infructueux, puis aux souffrances et aux violences de cinq ou six tentatives d'extraction également impuissantes, et qui fut enfin délivrée au moyen de l'embryotomie ; elle ne tarda pas à succomber. A l'autopsie, on constata une décomposition extrêmement rapide du cadavre. « Les membres étaient extrêmement gonflés, et *les muscles, en particulier, présentaient un état de ramollissement extrême*. M. Blot termine en attribuant ces altérations *au surmenage*, et en affirmant que « des faits analogues ont été d'ailleurs observés dans l'espèce humaine à la suite de marches forcées. »

M. Bergeron rapporte alors le fait d'un chien subitement pris de cette *folie de la liberté*, et qui n'achève sa course effrénée que pour tomber mort en présentant les mêmes lésions, et en outre les suffusions sanguines indiquées par M. Hérard, et sur lesquelles insistent encore MM. Larrey et Hillairet.

6

C'est ainsi que l'on trouve signalées les longues marches, les marches forcées, les professions pénibles. « En effet, dit M. le D[r] Rœseler, dans les trois premières observations de Dionis des Carrières, l'un, jardinier, avait bêché toute la journée ; l'autre, garçon de magasin, chargé une voiture ; le troisième, boulanger, avait pétri la pâte toute la nuit [1] ». Le malade de Pétrequin avait été surmené par le travail que comporte « un service chirurgical pénible après les événements d'avril 1834 à Lyon. » Ayant quitté ce service pour prendre du repos et « aller respirer l'air de la campagne..., il fit une longue course dans les champs, après une légère ondée. » Les premiers symptômes se manifestèrent dès son retour. Notre petit blessé venait de s'essayer pour la première fois à faire des exercices de gymnastique.

Ce surmenage des muscles enflammés paraît donc très-relatif.

Le professeur Velpeau semble l'avoir compris de la sorte. « Notre malade, dit-il, nous dit avoir joui autrefois d'une certaine aisance ; aujourd'hui elle est forcée de se livrer comme domestique. à des exercices musculaires plus ou moins rudes. Elle en éprouve une fatigue d'autant plus pénible qu'elle y était moins habituée [2]. » Son surmenage était donc aussi très-relatif.

C'est probablement à cette même cause — le surmenage — qu'il convient de rapporter tous les faits rangés dans les deux dernières séries de la classification de M. Fischer (thèse 1869) adoptée ensuite par M. Rœseler (thèse 1875) [3]. Il semble que telle soit l'opinion

---

(1) L.-H. Rœseler. *Thèse citée*, 55.

(2) Velpeau, *l. c.*, 601-1.

(3) Ces deux auteurs admettent cinq groupes de myosite : le quatrième, myosite spontanée aiguë, présentant la marche et les symptômes d'une phlegmasie simple ; le cinquième, myosite spontanée chronique.

de ces auteurs eux-mêmes. « Nous devons dire, écrit M. Rœseler, que la fatigue musculaire est la cause de beaucoup la plus fréquente (de la myosite). Aussi l'affection se montre-t-elle ordinairement chez les adultes, très-rare chez la femme exempte d'habitude des rudes travaux auxquels l'homme est particulièrement livré. En effet, sur les 10 observations de Dionis, on ne trouve qu'une femme ; sur les 13 cas recueillis par Fischer, deux fois seulement la femme fait le sujet des observations, et les faits que nous relatons ont tous rapport à des hommes (¹) ». On remarquera que notre observation porte encore sur un sujet du sexe masculin ; de même que celle de Pétrequin.

Cette coïncidence est déjà bien digne d'être notée ; mais il y a plus. « Les muscles atteints, observe encore M. Rœseler, sont les muscles travailleurs par excellence de l'économie. En analysant les observations de Dionis, on voit que sur 9 cas, les pectoraux étaient pris trois fois ; les épitrochléens, deux fois ; le deltoïde, une fois ; trois fois les muscles jumeaux et le soléaire.

» Sur 13 cas Fischer a noté : 4 fois l'inflammation des muscles de la région postérieure de la jambe ; 4 fois celle des muscles adducteurs du bras qui forment la paroi antérieure de l'aisselle ; 2 fois celle des muscles de la région externe de l'avant-bras ; une fois celle du deltoïde ; une fois celle du biceps brachial ; une fois celle des muscles de la région externe de la jambe... La plupart des observations sont communes à ces deux auteurs (²) ».

Il ne paraît donc pas douteux que le surmenage ait une grande part dans la genèse des myosites dites spontanées, et dans leur lieu d'élection.

---

(1) L.-H. Rœseler, *l. c*, p. 55-56.
(2) Ibid., p. 56.

Follin insiste sur l'importance de ces faits de surmenage, puis il ajoute : « On a soutenu, en raison de ces circonstances, qu'il n'existait pas de myosite spontanée, et que dans tous les cas il y avait **rupture des fibres musculaires** (1) ».

D'autres chirurgiens ont cherché à assimiler ces faits à ceux qui sont « la conséquence des plaies dans lesquelles les fibres charnues sont dénudées ou coupées (2). » Mais on sait suffisamment que, dans tous ces cas de plaies des muscles, l'inflammation est si bénigne, qu'il est de règle pour ainsi dire de la laisser passer inaperçue.

Faut-il donc toujours faire remonter la myosite à une rupture musculaire ?

Remarquons d'abord que dans l'observation de Pétrequin, aucune rupture musculaire n'est relatée ; on n'y trouve rien qui s'en rapproche ; le récit est rédigé de telle sorte qu'on ne voit même pas où pourrait être trouvée la possibilité d'une rupture musculaire.

Si, d'autre part, nous nous reportons à l'observation de notre petit blessé, nous remarquons d'abord qu'aucune rupture musculaire n'a été constatée. En outre il est peu vraisemblable que

---

(1) E. Follin, *l. c.*, II, 164.

(2) Bérard, Denonvilliers et Gosselin. *Compendium de chir. prat.* Paris, 1846. II, 202-1-2. « On a surtout occasion d'observer les phénomènes de cette inflammation, continuent ces auteurs, après la dénudation dans le muscle grand pectoral, à la suite de dissections des tumeurs du sein qui recouvrent ce muscle, quand la perte de substance est telle qu'on ne peut rapprocher les bords de la plaie. » Puis ils décrivent les résultats de la section des masses musculaires dans l'amputation des membres : « Tous les chirurgiens ont remarqué le volume énorme du moignon et la large surface qu'offre, pendant quelque temps, l'extrémité de chacun des muscles coupés..., plus tard... le volume des muscles diminue ; ces organes subissent au-dessous de la cicatrice une atrophie plus ou moins considérable. »

la rupture ait pu porter sur un aussi grand nombre de muscles à la fois. Puis encore une rupture au moment de l'accident ne peut guère expliquer les poussées successives qui ont été si nettement observées.

Et enfin M. le docteur Rœseler l'écrit fort judicieusement : « La plupart des auteurs s'accordent à déclarer que les ruptures musculaires... guérissent rapidement sans affaiblir d'une manière notable l'énergie contractile des muscles. Vidal, Nélaton, Follin, les auteurs du Compendium, sans nier la possibilité d'une terminaison par suppuration, reconnaissent la bénignité des épanchements sanguins à la suite des ruptures musculaires [1]. »

D'ailleurs, « (les myosites) peuvent-elles être produites par une déchirure des fibres musculaires ? Cela est possible à priori ; mais cela n'est nullement démontré, » dit M. Le Dentu [2]. Et il en sera probablement longtemps de même. Follin l'a fort bien écrit : toujours « le fait est difficile à prouver, parce qu'au moment où l'on observe la maladie, il est souvent impossible de rien dire sur les premières lésions du mal [3]. »

On verra plus loin que nous faisons une part réelle à la rupture musculaire comme cause simplement occasionnelle, pourvu que l'on admette d'abord une perturbation préalable dans la nutrition du muscle, une sorte de dystrophie du tissu musculaire, qui constitue une véritable cause prédisposante de myosite.

S'il est impossible d'affirmer l'existence d'une rupture muscu-

---

(1) Rœseler. *Thèse citée*, 17. -

(2) Le Dentu, *l. c.*, 434-2.

(3) E. Follin, *l. c.*, II, 164.

laire, peut-on attribuer le cas que nous rapportons à un « **tiraill-ement des fibres musculaires ?** »

Rappelons à ce sujet qu'une opinion analogue a été soutenue pour expliquer les inflammations du psoas chez les nouvelles accouchées. Kyll, de Wesel, Perrochaud et d'autres s'en sont fait les défenseurs. Mercier l'a fortement attaquée à la Société anatomique (1837), et son opinion a été appuyée plus tard par Ernest Cloquet, Grisolle et d'autres.

Après avoir exposé cette discussion, ainsi que l'éclectisme adopté par Marchal (de Calvi) dans sa thèse d'agrégation, M. Rœseler conclut que « ces faits paraîtraient décisifs ; cependant la question d'étiologie, dans ces cas paraît plus difficile à résoudre [1]. »

Elle nous semble même si difficile que nous ne pouvons admettre l'influence de ce traumatisme du tissu musculaire (soit tiraillement, soit rupture) qu'à titre de cause occasionnelle.

Nous ajouterons que cette cause occasionnelle, agissant isolément, nous paraît impuissante à déterminer la phlegmasie du muscle et qu'elle n'a d'efficacité que pour traduire en acte une entité morbide qui se trouvait antérieurement en puissance par le fait d'une autre cause qui agit comme cause prédisposante.

Nous ne nous arrêterons pas à rechercher l'influence qui peut être attribuée à l'**humidité** et au **refroidissement.** C'est presque une banalité que de ranger parmi les maladies *a frigore* toute phlegmasie qui n'est pas traumatique. Mais, fallût-il reconnaître une part quelconque à l'influence du froid, que ce ne pourrait jamais être un motif suffisant pour ranger la myosite parmi les

---

[1] Rœseler. *Thèse citée*, p. 20.

affections rhumatismales ([1]). Nous avons déjà insisté sur ce point important. Nous n'y reviendrons pas.

Bien que la question soit assez avancée, il faut reconnaître que la cause de la myosite n'est pas toujours facile à déterminer.

Dans le cas si bien étudié qu'a publié M. Foucault, la maladie « semble s'être développée sans cause appréciable ; l'observation ne signale ni refroidissement, ni travail musculaire excessif ([2]). »

Chassaignac avait déjà écrit qu' « il est des suppurations musculaires, dont la cause ne peut être déterminée ([3]). »

Il nous paraît juste de rechercher dans les cas dont l'étiologie est obscure, s'il ne pourrait pas se rencontrer quelques **déchéances organiques**, dont les plus généralement admises sont, pour la myosite, un surmenage récent d'abord, et la diathèse scrofuleuse ensuite ; sans compter les déchéances évidentes que déterminent l'état puerpéral, les typhus, les fièvres éruptives, la syphilis, la morve, le farcin, etc.

---

(1) Cette affirmation a été suffisamment motivée plus haut pour qu'il nous soit permis de ne pas partager sur ce point l'opinion de M. le professeur Ollier (de Lyon). « La myosite suppurée s'observe rarement en dehors des plaies intéressant le tissu musculaire, ainsi qu'en dehors des maladies infectieuses et des inflammations diffuses ; elle est alors le fait d'une inflammation spontanée imputable au refroidissement et paraissant être d'origine rhumatismale. » Plus loin, le même auteur revient sur les « myosites d'une étiologie plus douteuse et qui rentrent dans la classe des affections *a frigore*,... ces myosites spontanées survenant à la suite de l'impression du froid chez des sujets la plupart du temps rhumatisants. » Ollier, *Observations de suppuration musculaire* (Hôtel-Dieu de Lyon), recueillies par M. A. Poncet, interne. *Gaz. des hôp.*, 6-8 mai 1873, p, 411-2 et 412-1.

(2) G. Hayem. Après l'observation *Myosite suppurée suraiguë* de M. Foucault. *Bull. Soc. anat.*, nov. 1869, p. 507. — Cf. Rœseler, *Thèse citée*, 62-65.

(3) E. Chassaignac cite à l'appui son « Observation 131, Abcès intramusculaire du bras gauche. Pleurésie intercurrente. Mort. Autopsie. » *Traité pratique de la suppuration et du drainage chirurgical*. Paris, 1859, I, 393.

Peut-être établira-t-on quelque jour qu'une déchéance organique est toujours la vraie cause de la myosite, qui n'attendrait qu'une simple cause occasionnelle pour se manifester et se localiser, après être restée à l'état d'imminence morbide pendant un temps plus ou moins long.

C'est pour la scrofule que la question paraît être le plus avancée dans ce sens. M. le Dr Labuze (1) l'a tellement compris qu'il n'a pas craint, dans sa classification des myosites, divisées en six séries, de réserver un groupe spécial pour la « myosite de la scrofule. »

Mais même dans ce cas, il est juste d'attendre de nouveaux faits, qui établissent d'une manière positive l'existence d'une altération préalable, qui prépare, pour ainsi dire, le terrain à la myosite (2).

E. Chassaignac, en discutant ce point important, prend comme type les myosites de voisinage. Il discute si l'affection de l'os, (carie cu nécrose) est primitive ou secondaire. « Le professeur Rokitansky admet une opinion un peu différente. Pour lui l'affection de l'os et celle du muscle naissent à la fois, en même temps, de la même diathèse tuberculeuse.

» C'est dans des cas semblables qu'on trouve, d'après le professeur Engel, une exsudation de nature plus particulièrement al-

---

(1) Labuze. *Thèse citée* n° 92 de Paris, 1871.

(2) M. F. Terrier paraît considérer de cette façon « la *transformation vitreuse* ou *cireuse* de Zenker, regardée par G. Hayem comme une lésion inflammatoire. » *L. c.*, 3ᵉ édit., I, 597. — M. le professeur G. Hayem insiste en effet sur « la dégénérescence granuleuse et la transformation vitreuse des fibres musculaires » dans le premier degré et encore dans le deuxième degré de la myosite Il importe de remarquer qu'avant même de décrire ces altérations, ce même auteur prend le soin d'indiquer que « dans les formes inflammatoires les plus légères, les altérations visibles à l'œil nu sont quelquefois si peu marquées qu'elles peuvent facilement passer inaperçues. » *Dict. enc.*, *l. c.*, 730. — Il n'y a pas loin de cette appréciation à considérer la dégénérescence qui passe inaperçue comme un état d'imminence morbide, une sorte de prédisposition.

bumineuse qui s'accumule par places, et forme des foyers purulents en détruisant peu à peu les fibrilles élémentaires du muscle.
Ainsi naissent ces abcès fibrillaires qui peuvent envahir successivement tout le muscle, et communiquer l'inflammation suppurative même au périoste où il s'attache.

» J'ai acquis par deux faits, dont l'un est encore actuellement
dans mon service, et chez deux sujets atteints de carie vertébrale
avec abcès ostéopathiques vertébraux, la preuve que les sujets
strumeux peuvent être atteints d'abcès intra-musculaires de la
forme de ceux qui sont propres au farcin (1) ».

Dans l'observation de Pétrequin, l'état de la constitution n'est
pas indiqué ; mais le surmenage par le travail forcé d'abord, par
une longue course ensuite, est assez évident.

Chez notre petit blessé, l'état scrofuleux de la constitution n'est
pas contestable.

Les considérations qui précèdent justifient suffisamment le traitement général que nous avons cru devoir indiquer. Nous croyons
toutefois que de nouvelles observations sont nécessaires, pour
déterminer la part qu'il convient d'attribuer à l'état général et à
l'état de la constitution dans l'étiologie de la myosite.

---

(1) E. Chassaignac. *Traité pratique de la suppuration et du drainage chirurgical*. Paris, 1859, II, 892

PATHOGÉNIE.

Il pourra paraître prématuré de chercher à élucider la pathogénie d'une maladie encore à l'étude.

Nous n'avons nullement la prétention de résoudre ce difficile problème ; mais nous estimons que ce n'est pas chose inutile que de travailler à poser avec précision les données d'un problème avant de prétendre en dégager la solution.

Nous ne nous arrêterons pas à examiner l'opinion des auteurs qui « regardent comme telle (comme myosite) les douleurs rhumatismales qui siègent dans la continuité des membres (¹). » Nous rapprocherons seulement les interprétations présentées pour les vraies myosites ; et à défaut d'études de ce genre sur les formes protopathiques, nous mettons à profit ce qui a été fait pour les formes symptomatiques. Les nombreuses observations de myosites secondaires justifient amplement les conclusions basées sur un ensemble déjà considérable de faits.

M. le professeur Hayem écrit que « Friedberg, sans connaître les recherches de Zenker, a rapporté les paralysies (dans la fièvre

---

1) Ollivier. *Dict. en 30*, *l. c.*, p. 363.

typhoïde et autres maladies connues pour donner des myosites symptomatiques) à un **trouble dans la nutrition des muscles**. » Et plus loin cet auteur ajoute que « Zenker rapporte encore aux altérations musculaires de la fièvre typhoïde, les contractures signalées dans la convalescence de cette maladie par Friedberg et les luxations spontanées, que ce dernier a désignées sous le nom de *myopathiques* et qui seraient dues, dans ce cas, à une *altération très-étendue des muscles* entourant l'articulation coxo-fémorale [1]. »

Depuis Zenker et Friedberg (1858) bien des recherches ont été faites, en particulier par M. le professeur Hayem. « Le résultat général de ces nombreuses recherches, écrit M. A. Gouguenheim, montre que le système musculaire indique le trouble général de la nutrition dans toutes les maladies. La substance musculaire, quand la nutrition est en souffrance, a une tendance à disparaître, soit en totalité, soit en partie et plus ou moins rapidement. Mais en même temps que ce processus destructif, il y a aussi, à la fois dans les maladies aiguës et chroniques, un effort constant de réparation suivi de résultats assez différents [2]. »

C'est un fait qui paraît acquis : Qui dit myosite dit altération de la nutrition du muscle.

Pour interpréter l'impuissance d'abord, et la dénutrition du muscle ensuite, on a commencé par distinguer l'immobilité de la

---

(1) G. Hayem. *Études sur les myosites symptomatiques*, in *Archives de physiologie*, 1870, tome III, p. 573-574.

(2) A. Gouguenheim. *Compte-rendu* de la communication de M. G. Hayem.— *Brit. med. association*. Sur les altérations symptomatiques des muscles, in *Revue des sciences médicales*, III, 128.

région atteinte de myosite, de cette autre *immobilité* qui peut résulter d'une affection articulaire ou encore d'une affection intéressant soit les centres, soit les cordons nerveux. C'est ainsi que l'expression *immotricité* a été réservée à cette forme d'immobilité qui est la conséquence de la myosite.

De la même façon, on a généralement admis que la véritable inflammation du muscle doit être séparée des *amyosthénies*, dans lesquelles l'élément nerveux est intéressé. La myosite serait donc une *dystrophie* du muscle d'abord, puisque la nutrition du tissu musculaire a dévié de son type normal, — et ensuite une véritable *amyotrophie* alors que le muscle est en complète dénutrition.

Voyons par quel mécanisme se produit cette altération et plus tard cette perte de la nutrition du muscle.

I. — D'après Liebermeister, la « **température** du sang dans les **maladies fébriles** suffirait pour troubler la nutrition des fibres musculaires, et il appuie son opinion sur les faits décrits par M. Schultze et Kühne ([1]). »

C'est là une appréciation qui n'a guère trouvé d'écho en France. Peut-être cependant conviendrait-il de lui reconnaître une certaine influence sur l'étiologie et sur la marche de la myosite infectieuse. « Il est d'ailleurs constant que les myosites se rencontrent toujours dans les cas de température élevée ([2]). »

II. — D'après M. le professeur Hayem, toutes les formes de myosite « paraissent dues à l'**altération du sang** et prennent

---

(1) G. Hayem. *Études sur les myosites sympt.*, p. 486, — et encore *Dict. enc.*, l. c., p. 740.

(2) Ibid. *Études sur les myosites sympt.*, p. 448.

place dans la catégorie des troubles de la nutrition que les maladies dyscrasiques produisent dans un grand nombre de tissus ([1]). »

Bien que cette « altération du sang » n'ait pas été vérifiée dans la plupart des cas ([2]), il nous paraît juste de lui réserver une grande part dans l'explication de divers faits de myosite.

III. — L'importance des **lésions des cornes antérieures** de la **moelle épinière** dans toutes les maladies du système musculaire parait bien établie.

On a même pu la considérer comme classique, du moins pour l'atrophie musculaire progressive (Duchenne, de Boulogne), paralysie musculaire atrophique (Cruveilhier), paralysie musculaire amyotrophique (Ad. Gubler).

On connait cependant quelques faits qui démontrent que cette maladie peut n'être pas « due à une dégénérescence des cellules nerveuses des cornes antérieures de la moëlle. » Friedreich l'avait déjà affirmé. Le professeur Lichtheim vient de le démontrer à son tour pour un fait qui « était cliniquement un cas type ([3]). »

Cette question a encore été portée récemment devant la Société médicale des hôpitaux de Paris. Dans la séance du 23 mai 1879, M. le docteur Desnos résume brièvement un travail de M. Joffroy·

---

(1) G. Hayem. *Ibid.*, p. 582. Cf. *Dict. enc.*, *l. c.*, 740.

(2) Cette question de l'hématologie pathologique est d'ailleurs tout à fait d'actualité. Cf. les divers travaux de M. le professeur Hayem sur ce sujet, — la lecture qu'il a faite récemment à l'Académie de médecine de Paris, — la note présentée par M. le docteur Quinquand è la Société médicale des hôpitaux de Paris, le 13 juin, et publiée par *l'Union médicale* des 16 et 20 décembre 1879 : *Les Diagnostics difficiles éclairés par la chimie hématologique*.

(3) *Gaz des hôp.* du 8 nov. 1879, p. 1028-1. — Cf. *Lyon médical* et *The Detroit Lancet*.

relatif à la question des *amyotrophies* par lésion des nerfs périphériques.

Les amyotrophies ont été regardées longtemps comme ressortissant exclusivement à une lésion primitive des muscles ; plus tard on les rapporta exclusivement encore à une lésion des cellules des cornes antérieures de la moëlle.

Entre ces opinions qui, chacune, s'adaptent à certains cas, il en est une troisième : certaines atrophies sont dues à des **lésions des nerfs** périphériques. Ces faits, étudiés par MM. Lassègue et Landouzy (à propos de la sciatique), concordent avec ceux que MM. Desnos et Joffroy ont eu occasion d'observer. Cette idée est d'ailleurs admise par MM. Jaccoud et Hallopeau [1].

Une telle conclusion ne peut pas d'ailleurs être considérée comme nouvelle. Elle est déjà indiquée dans le grand mémoire du professeur Gubler qui, pour porter dans son titre le mot de paralysie, ne traite guère que des « paralysies amyotrophiques : » c'est-à-dire des amyotrophies. Cet auteur précise en effet avec soin dans sa 4e conclusion que son travail est une étude sur des « *paralysies symptomatiques*, de *myosite*, de *névrite*, de myélite, d'encéphalite [2]. » Et on trouve dans ce même mémoire cette interprétation plus explicite : « une lésion propagée aux rameaux nerveux moteurs, lesquels, primitivement respectés par le travail inflammatoire, auraient fini cependant par en subir l'atteinte [3]. » Et quelques lignes plus loin l'auteur ajoute : « pour ma part, j'accorde à celles-ci (les lésions nerveuses) une importance majeure. »

---

(1) Compte-rendu R. M. M. du *Progrès médical*, 1er nov. 1879, p. 839-1.

(2) *Arch. gén. de méd.*, 1861, p. 864.

(3) *Ibid.*, p. 822.

Ce côté de la question est certainement d'un très-grand intérêt ; mais il nous semble que de nouveaux faits doivent être attendus.

Rappelons cependant la judicieuse observation de notre excellent collègue, M le docteur Rogie : la zone, qui demeure seule atteinte dans les derniers temps chez notre petit blessé, répond précisément au département du nerf radial [1].

IV. — Dans la myosite il y a dystrophie d'abord, et atrophie ensuite. Donc les **nerfs trophiques** doivent être intéressés par la myosite.

Il ne peut entrer dans notre cadre d'apprécier les nombreuses expériences et observations qui ont été faites à ce sujet depuis Pourfour du Petit (1727-1732) [2].

Molinelli, Arnemann, M. Brown-Séquard, Snellen et bien d'autres attribuent au grand sympathique la plus grand part dans les modifications qui surviennent dans la nutrition des tissus.

Mais il est juste de reconnaître que « la question des nerfs trophiques est aussi obscure au moins et aussi controversée que celle des nerfs glandulaires [3]. »

V. — Après avoir fait la part de la température fébrile, celle des altérations du sang, puis celle du système nerveux encéphalo-rachidien, puis encore celle du grand sympathique dans la pathogénie de la myosite ; — quelle importance peut-on accorder à l'**épuisement général**, qui semble constituer la prédisposition aux phlegmasies musculaires ?

En **1859**, le professeur Ad. Gubler avait déjà constalé les

---

(1) *Journal des Sc. méd. de Lille*, 1879, I, 978.

(2) F.-A. Longet. *Traité de Physiologie*, 8e édit. Paris, 1869, III, 280

(3) H. Beaunis. *Nouv. élém. de physiologie humaine*. Paris, 1876, p. 978.

relations étroites qui existent entre les déchéances organiques, (fièvres infectieuses et autres et même maladies simplement inflammatoires), les fonctions des mucles et l'état du système nerveux.

Pour justifier une première affirmation faite, le 22 juin 1859, devant la société médicale des hôpitaux de Paris, il fit publier par M. le docteur O. Landry [1] « une observation de paralysie généralisée ayant débuté dans la convalescence d'une pneumonie et terminée par la mort. »

Les remarques qu'il y ajouta se terminèrent par cette conclusion : « Ainsi la paralysie observée à la suite de la diphthérie serait l'effet secondaire d'un grand nombre de maladies très-diverses, ayant pour résultat commun d'épuiser le système nerveux, d'appauvrir la constitution, et d'abaisser le niveau des forces organiques, toutes conditions favorables aux troubles permanents de la nutrition. »

Le professeur Gubler n'est pas le premier qui ait publié des observations de ce genre, témoin la réclamation de M. le docteur Macario, de Nice, dans l'*Union Médicale* du 8 novembre 1859 [2]. Mais il paraît être le premier qui ait bien apprécié les rapports qui existent entre les maladies aiguës d'une part et les altérations nerveuses d'autre part par l'intermédaire de la déchéance organique qui est la conséquence des premières.

Dans son remarquable mémoire « *des paralysies dans leurs rapports avec les maladies aiguës, et spécialement des paralysies asthémiques, diffuses des convalescents* [3], » Gubler s'est placé, il est

---

(1) *Gaz. hebd. de méd.*, 28 juillet et 5 août 1859.

(2) Cf. les premières observations de M. le Dr Macario, in *Bulletin de Thérapeutique*, déc. 1850.

(3) Mémoire lu à la Société médicale des hôpitaux, séance du 14 décembre 1859, in *Arch. gén. de méd.*, 1860 et 1861

vrăi, au point de vue spécial de la paralysie. Mais ce qu'il dénomme paralysie n'est pas du tout l'impuissance de mouvoir une partie normalement mobile. « La paralysie, dit-il, n'est pas nécessairement une asthénie du système moteur. D'un autre côté, l'asthénie même avancée du système moteur peut n'être pas de la paralysie. » Dans ce mémoire, de même que dans un autre présenté à la Société de biologie (1), l'auteur parle indistinctement des *paralysies amyotrophiantes* et de l'*amyotrophie paralysante* (2), indiquant par là que si, dans ses recherches, la paralysie a quelque importance, l'atrophie n'en a pas moins. Il prend soin de spécifier d'ailleurs que l'amyotrophie paralysante, qui fait l'objet de son étude, n'a rien de commun avec une paralysie par lésion du système nerveux. « La paralysie amyotrophique, dit-il dans sa 9e conclusion, consécutive aux maladies aiguës se reconnaît cliniquement aux caractères de l'atrophie musculaire progressive, chronique ; *elle se distingue* également par là *des paralysies de cause nerveuse* avec lesquelles elle offre au premier abord une grande similitude (3). »

Le texte même de ces mémoires indique assez d'ailleurs que c'est bien de la myosite qu'il s'agit.

En étudiant l'amyosthénie après l'angine simple, Gubler dit que

---

(1) Ad. Gubler. *De la paralysie amyotrophique consécutive aux maladies aiguës*, in *Comptes-Rendus des séances et Mémoires de la Société de Biologie*, 3e série, t. III, 1862, p. 33 des Mémoires.

(2) *Ibidem*, p. 90 (note).

(3) *Ibidem*, p. 91. — Cette affirmation est déjà indiquée dans la première conclusion du même travail : « L'*amyotrophie*, c'est-à-dire l'atrophie musculaire, doit être rangée au nombre des conséquences directes des maladies aiguës, en ce sens qu'elle survient indépendamment de toute paralysie préalable par lésion du système nerveux. »

7

« la turgescence de la fibre musculaire doit avoir sa part dans la dysphagie ; la douleur a aussi la sienne. »

Puis il ajoute encore plus explicitement : « Nous retrouvons donc ici, comme dans les autres exemples cités, l'immobilité particulière à *tout muscle enflammé* (1). »

C'est donc bien de l'inflammation du muscle qu'il s'agit ; c'est bien de *myosite*.

Voyons maintenant comment Ad. Gubler explique la production de ces myosites, dont il a si bien étudié le symptôme paralysie musculaire et le symptôme atrophie musculaire.

Tout d'abord « il n'est pas démontré, dit-il, que l'atrophie et la dystrophie ne soient pas précédées et accompagnées d'une modification moléculaire avec trouble fonctionnel des muscles intéressés (2) ». « Il est permis, dit-il ailleurs, de supposer, dans les plans musculaires, des altérations consécutives de la nutrition, sur lesquelles l'observation directe ne nous a d'ailleurs encore rien appris de positif (3). »

On a vu plus haut que, depuis cette époque, M. le professeur Hayem a décrit des dégénérescences granuleuse et vitreuse très-nettement appréciables au microscope, mais qui « à l'œil nu sont quelquefois si peu marquées, qu'elles peuvent facilement passer inaperçues (4). »

---

(1) Ad. Gubler, *l. c.*, in *Arch. gén. de méd.*, V⁰ série, tome 17, 1861, I, p. 321.

(2) Ad. Gubler, *l. c.* in *Mém. Soc. Biologie*, p. 91. L'auteur continue ainsi : « Mais en admettant, dans le premier cas, une simple diminution de volume, si ce n'est de nombre, des fibres contractiles, il est permis de supposer dans le second, comme dans l'affection décrite par MM. Aran et Cruveilhier, une dégéncrescence graisseuse ou toute autre altération profonde de la structure des muscles. »

(3) Ad. Gubler, *l. c.* in *Arch. gén. de méd.*, 1861, I, 322.

(4) G. Hayem, *l. c.* in *Dict. enc.*, p. 730.

« On peut imaginer également, dit Gubler, une espèce d'inertie de la fibre musculaire qui ne répondrait plus à l'incitation nerveuse : un défaut de rapport entre les forces qui animent ces deux portions du système moteur, la force musculaire restant à l'état statique, malgré les excitations propres à faire passer à l'état dynamique [1] ».

Nous croyons devoir préférer cette autre interprétation du même auteur : La maladie « s'expliquerait par un *épuisement lent de la force* dont tout le muscle est chargé à l'état physiologique, et qui ne serait pas suffisamment renouvelée depuis le début de la phelgmasie, à partir de laquelle *la force* créée sur place par la combustion respiratoire *se serait dépensée* tout entière sous forme de chaleur, d'action secrétoire et de douleur [2]. » Telle est son explication de la myosite survenant pendant le cours d'une maladie aiguë.

Il interprète à peu près de même la myosite survenant pendant la convalescence. Quelle que soit la nature de la fièvre, dit-il, « *l'économie est toujours en perte*, et pour peu que cela dure, l'organisme, *spolié de tout, épuisé* au sortir de la crise, reste quelque temps *affaissé et sans ressort* ; ce n'est plus la maladie, ce n'est pas encore la santé; état transitoire, plein d'écueils et de périls, qu'on nomme la convalescence. Pourquoi cette période est-elle si féconde en accidents (que A. Gubler nomme) paralytiques ? Précisément parce que *le désordre est pour ainsi dire inséparable de la faiblesse poussée à l'extrême* [3] », faiblesse que le même auteur dénomme plus loin « état d'*asthénie générale* du

---

(1) Ad. Gubler, *l. c.* in *Arch. gén. de méd.* 1861, I, 821.

(2) *Ibidem.*

(3) *Ibidem*, 851.

sujet, » qu'il rapproche immédiatement des « affections diverses décrites par les anciens sous les dénominations de *phthisie*, de *tabes* et de *marasme* (1) ». Cet « *état misérable* » « cette *séquelle* morbide » donne des manifestations « *asthéniques* » et parmi ces manifestations asthéniques les dégénérescences, puis les atrophies des muscles.

Quant à savoir par quel mécanisme cet « alanguissement prédispose (2) » à la myosite qui n'attend plus pour débuter que l'intervention d'une cause occasionnelle déterminante, Ad. Gubler ne l'explique qu'en se reportant à l'une des appréciations présensentées plus haut.

Il est juste de reconnaître toutefois qu'il présente ces mêmes explications sous un jour tout différent.

La fièvre entraîne à sa suite des modifications de la nutrition (3).

L'appauvrissement du sang et les altérations nerveuses périphériques y ont aussi leur part (4).

---

(1) *Ibidem*, 352.

(2) *Ibidem*, 357, et aussi l'onzième conclusion, p. 365.

(3) *Ibidem*, 350. « La fièvre par exemple, est le symptôme de la plupart des maladies aiguës, et, suivant son espèce, elle entraîne à sa suite des modifications variées, non-seulement de la caloricité et de l'hématose, mais aussi de l'innervation, des sécrétions et de la nutrition elle-même. »

(4) « La condition la plus prochaine de (ce que Gubler appelle) ces paralysies..., c'est l'atrophie des tissus, l'appauvrissement du sang, l'énervation et l'abaissement de toutes les forces organiques. » *Ibidem*, p. 355.

Après avoir insisté sur la part qu'il faut faire à l'hypoglobulie, par conséquent aux états chlorotique et anémique, Ad. Gubler ne craint pas d'affirmer qu'un « sujet est d'autant plus disposé aux accidents névropathiques, y compris les amyosthénies... qu'il sort de sa crise morbide plus amoindri et plus exténué. » *Ibidem*, p. 353.

« Dans mon opinion, la lésion, avec ou sans matière, qui s'oppose à la réalisation des actes sensitifs et moteurs, a pour siége la partie où se manifeste cette impuissance paralytique ; c'est dans l'innervation ou dans l'état moléculaire de l'appareil sensitivo-moteur de la région elle-même qu'il faut chercher la dernière raison du trouble fonctionnel. En d'autres termes, les paralysies qui nous occupent sont véritablement périphériques et locales ; elles ne dépendent, en aucune façon, d'une altération nerveuse de l'axe cérébro-spinal. » *Ibidem*, p. 358.

Toutefois, ce qui demeure comme l'élément dominant, c'est la *déchéance générale* de tout l'organisme, la « *débilitation extrême de l'économie* » qui constitue pour la myosite une réelle prédisposition, d'où résulte une sorte d'imminence morbide.

« Mais en quoi consiste la modification favorable aux paralysies, voilà ce que l'observation ne nous a pas encore enseigné (1). »

Sans poursuivre jusque-là, il nous paraît que c'est déjà un élément important, si l'on peut considérer comme chose acquise, que les déchéances de l'organisme constituent un état d'opportunité morbide pour le développement de la myosite.

Que l'on se reporte plus haut, et l'on verra que la *déchéance de l'organisme* paraît être la *seule condition pathogénique* commune à toutes les formes de myosites.

Parmi les éléments de cette déchéance peuvent trouver place : les processus fébriles, les altérations du sang, les lésions des cornes antérieures de la moëlle et surtout celles des nerfs trophiques.

La *déchéance de l'organisme* n'en demeure pas moins leur aboutissant commun, comme la condition préalable pour qu'apparaisse la myosite.

---

(1) *Ibidem* p. 360.

On peut dire avec la plupart des auteurs que « le traitement est celui de toutes les phlegmasies aiguës : émissions sanguines générales et locales, topiques émollients, repos, diète, etc., tels sont les moyens qui conviennent » ([1]), s'il s'agit d'une myosite franche, protopathique, soit aiguë, soit subaiguë.

En effet, l'ensemble symptomatique se rapporte, dans ce cas, d'une manière si nette à une phlegmasie, que le *traitement* **antiphlogistique** pour ainsi dire banal s'impose au médecin bien plus nécessairement que le diagnostic de la maladie.

D'ailleurs le professeur Velpeau l'a fort bien dit : cette forme de « myosite se résout le plus souvent d'elle-même sans qu'il soit besoin d'un traitement énergique. »

Toutefois, il est juste d'ajouter que ce même professeur Velpeau recommandait à ses élèves de ne pas « s'en laisser imposer par l'apparente bénignité que cette affection présente à son début. »

Comme tous les auteurs, il indiquait l'emploi des « antiphlogistiques en rapport avec les forces du sujet ([2]). » Il précisait : « Si le sujet est fort, pléthorique, et s'il n'y a pas de

---

(1) Bérard, Denonvilliers, Gosselin, *l. c.*, II, 202-1.
(2) A Jamain. *Path. et clin. chir.*, 2ᵉ édit., I, 254.

contre - indication , les **émissions sanguines générales** peuvent être utiles ; les *saignées locales* doivent, dans tous les cas, être employées. On appliquera donc des **sangsues** en grand nombre sur la partie enflammée, et l'on pourra tirer un grand parti de ce traitement. »

En effet, on trouvera dans l'observation de Pétrequin [1], comme dans la nôtre, que la saignée locale faite pendant la période de douleur, a été presque immédiatement suivie, non-seulement d'une rémission évidente dans l'état local, mais encore d'un amendement notable dans l'état général. Ce résultat a été si remarquable qu'il pourrait suffire pour justifier la règle déjà admise d'une « abondante émission de sang par les sangsues [2]. »

Nous répétons avec intention « *par les sangsues* » parce que, si on en juge par le malade de Pétrequin et surtout par notre petit blessé, une application de ventouses scarifiées n'aurait pas été tolérée, bien qu'elle soit indiquée par MM. Hayem et Terrier [3].

Comme adjuvant, nous indiquerons avec beaucoup d'auteurs, non-seulement les cataplasmes, mais encore les bains et même les « bains très-prolongés » (E. Follin), et parfois aussi les « bains locaux et généraux » (F. Terrier).

Ces moyens, en outre de leur action propre comme anti-phlogistiques, présentent encore l'avantage de modifier le résultat de l'émission sanguine. Grâce à la continuation de l'écoulement, celle-ci ne peut pas agir comme une déplétion brusque qui peut être suivie d'une congestion en retour ; c'est une hémorrhagie qui imite par sa durée prolongée les hémorrhagies spontanées qu'on observe dans certains processus morbides.

---

(1) Th. Pétrequin, *l. c.*, 15-1. « Le 8 juill.... »
(2) E. Follin, *l. c.*, II, 166. — L.-H. Rœseler. *Thèse citée*, 76.
(3) G. Hayem. *Dict. enc. l. c.*, 748.—A. Jamain et F. Terrier, 3e éd., *l. c.*, 604.

Indiquons seulement pour mémoire l'application des sangsues autour de l'anus [1].

Autant l'accord est unanime pour le traitement de la période de douleur, autant on trouve d'opinions pour le traitement des périodes d'induration.

Il serait peut-être juste de répéter que la multiplicité et la variété des moyens thérapeutiques indiquent l'impuissance de l'art dans ces cas particuliers.

« Si la résolution est lente à se faire, dit Grisolle, on promènera quelques **vésicatoires** volants [2]. »

Velpeau réservait ce moyen pour « cette période de la maladie où la suppuration, quoique probable, n'est cependant pas encore évidente [3]. »

Les *révulsifs loco dolenti* sont d'ailleurs indiqués par tous les auteurs.

Contentons-nous de rappeler l'opportunité des **purgatifs** que Velpeau qualifie « très-utiles » et que Pétrequin a indiqués aussitôt qu'il l'a pu faire.

Dans les mêmes circonstances, il est classique d'employer comme *fondants* (**résolutifs**), l'onguent napolitain, les pommades iodurées en général, la pommade à l'iodure de plomb (Velpeau) en particulier.

---

(1) Th. Pétrequin, *l. c.*, 15-2.
(2) Grisolle, *l. c.*, I, 570.
(3) Velpeau, *l. c.*, 601.

A la même série se rattache la « **compression** *méthodique* à l'aide d'un bandage roulé et de compresses graduées. »

Ce procédé, qui est simplement indiqué par un certain nombre d'auteurs, serait, d'après le professeur Velpeau, « le meilleur moyen que l'on puisse employer, si on est appelé de bonne heure, alors que la suppuration n'est pas encore établie [3]. »

Peut-être faudrait-il rapporter à la compression une part de l'amélioration que nous avons obtenue à l'aide du double plan incliné. S'il en était ainsi, il faudrait remarquer qu'une compression très-minime suffit pour obtenir cet heureux résultat.

Pétrequin attribue une très-grande importance aux applications locales de préparations **narcotiques** [4].

L'indication lui en avait été fournie par Amédée Bonnet, alors chirurgien en chef (désigné) de l'Hôtel-Dieu de Lyon ; et cette indication était fondée sur les résultats obtenus par Trousseau dans le rhumatisme articulaire.

Pétrequin n'a cependant employé aucune préparation opiacée.

Les premiers cataplasmes qu'il fit appliquer étaient préparés avec des feuilles de jusquiame et de belladone.

Ceux qu'il indiqua plus tard « furent composés de têtes de pavot, de plantes fraîches de morelle noire et de pommes de terre avec leurs fruits, et de tiges sèches de belladone et de jusquiame, le tout haché ensemble et soumis à une longue coction [1]. »

---

[3] Ibid., 601-1.

[4] « Remarquons que l'inflammation du pectoral fut éteinte le sixième jour de l'emploi des cataplasmes narcotiques, tandis que les *rhumatismes* de la cuisse et de l'avant-bras, qu'on n'avait pas traités ainsi, avaient continué à s'exaspérer.... qu'enfin la phlegmasie du bras et de la cuisse, quoique plus avancée, céda également ment le sixième jour de l'emploi des narcotiques. » Th. Pétrequin, *l. c.*, 18-2.

[1] Th. Pétrequin, *l. c.*, 16-1.

7*

Il est juste de remarquer que lui-même ne préconise l'usage de ces cataplasmes que comme moyens secondaires. « Si donc, écrit-il, on se trouvait dans l'impossibilité où j'ai été de pratiquer la saignée, on pourrait avec confiance avoir recours aux cataplasmes narcotiques. » Et plus loin il ajoute que « si l'on était appelé au début, on parviendrait sans doute, avec une large application de sangsues, immédiatement suivie de l'emploi des cataplasmes narcotiques à faire avorter » ce que cet auteur appelle « le rhumatisme musculaire. »

M. le professeur Hayem écrit que « l'application des **courants continus** peut rendre de grands services (²). »

Nous n'avons pas constaté une pareille efficacité chez notre petit blessé.

M. le Dr Parmentier a récemment indiqué les « courants d'induction pour le traitement des douleurs musculaires survenant à la suite de fatigues répétées et de surmènement. Il en a fait l'expérience sur lui-même (³). »

Nous ne rechercherons pas ce qu'il y a d'analogue entre les douleurs musculaires dont il s'agit et la myosite protopathique franche.

Rappelons seulement l'étrangeté de quelques-uns des résultats immédiats des **courants induits et interrompus** chez notre petit blessé et surtout la nullité du résultat final.

Rappelons de même l'inutilité des manœuvres de **massage**, de

---

(2) G. Hayem. *Dict. enc.*, *l. c.* p. 743.

(3) *Revue de thérapeutique.* — Cf. *Gaz. des Hôp.* du 14 juin 1879, p. 540-2.

même encore l'inutilité des **bains stimulants**, de l'**enveloppement** dans un tissu imperméable, de l'**emplâtre de Vigo**, du **sparadrap diachylon** et de tous les **onguents aromatiques** et stimulants.

Faut-il imprimer des mouvements pendant les périodes d'induration ; ou *faut-il immobiliser* le membre ?

Nous n'avons nullement à nous prononcer sur la discussion actuellement pendante à la Société de chirurgie de Paris entre les *ankylophiles* et les *ankylophobes* de cette savante compagnie. Il n'y est d'ailleurs question que de raideurs dans les arthrites et les périarthrites.

Nous ne discuterons pas si l'impuissance d'un muscle enflammé et la contracture par appréhension du groupe de ses antagonistes, nous ne discuterons pas si ces conditions peuvent déterminer secondairement une fausse ankylose de toutes les articulations intéressées par les mouvements supprimés.

En 1875, M. le docteur Rœseler a exprimé et motivé son opinion sur ce point particulier : « Dans les cas de rupture d'une portion étendue du corps charnu, écrit-il, le malade est réduit à un repos forcé, à l'impuissance du membre atteint ;…. mais lorsque le muscle n'est nullement interrompu dans sa continuité, que quelques fibres musculaires seulement ont été le siége des ruptures, le malade, s'il est dur à lui-même, peut continuer ses travaux et se servir de son membre malgré la douleur. Les mouvements que le blessé imprime au muscle tiraillé sont la source d'une fatigue de l'organe, d'une irritation continuelle, qui, s'opposant à la guérison d'une lésion insignifiante au début, peut, en se prolongeant, amener la suppuration, la disparition d'une plus ou moins grande partie du corps du muscle et par conséquent, dans une certaine limite, la perte de fonction. »

M. le docteur Rœseler cite alors une observation du service de M. le professeur Ollier, de Lyon (*Gaz. des hôp.*, 1873, p. 419) : « Rupture traumatique du corps du biceps. — Suppuration consécutive de la partie moyenne du muscle. — Persistance de la faiblesse des contractions, malgré le rétablissement de la continuité du muscle [1]. »

Sans entrer dans une longue discussion, rappelons que le malade de Pétrequin commença par « marcher avec des béquilles » — que notre petit blessé n'a retiré aucun profit des mouvements, dont la brusquerie était très-relative, et que nous avions cru devoir lui imprimer, sur le conseil de plusieurs de nos confrères ; — et qu'enfin le double plan incliné, qui a donné un résultat si heureux et actuellement si complet, paraît avoir agi d'abord *par l'***immobilisation**, c'est-à-dire *le* **repos** de l'organe, et ensuite *par la très-grande lenteur des mouvements imprimés artificiellement.*

Nous n'ignorons pas qu'on pourrait discuter si une **ténotomie** ou une **myotomie** faite dès la seconde ou la troisième période ne donnerait pas une amélioration plus rapide.

Dans cet ordre d'idées, la Revue des sciences médicales, dirigée par M. le professeur Hayem, signale cette seule observation : inflammation du masséter gauche consécutive à un coup de pied de cheval ; ankylose ; *myotomie, amélioration,* par J. Jeffremoffsky [2].

---

(1) L.-H. Rœseler. *Thèse citée*, p. 25-26

(2) *Medicinsky Westnik*, 1876, n° 9, en langue russe. — *Centbl. f. Chir.* 1876, n° 51.

Si de ce seul fait on rapproche l'observation de Pétrequin et la nôtre, toutes deux terminées non-seulement par amélioration, mais encore par guérison, on préférera, ainsi que le fait M. le professeur Hayem, réserver la ténotomie « pour remédier aux attitudes vicieuses et aux difformités produites par la cirrhose musculaire [1]. »

Cette conduite est pour ainsi dire imposée, puisque la « myosite se résout le plus souvent d'elle-même, sans qu'il soit besoin d'un traitement énergique » (Velpeau).

« Y a-t-il des moyens efficaces *contre la fragilité consécutive des muscles* ? se demande Pétrequin. Je n'en connais pas de spéciaux, ajoute-t-il ; mais j'ai lieu de croire que, en diminuant l'intensité et surtout la durée du rhumatisme, on réussira à prévenir cette fâcheuse complication. »

L'opinion de Pétrequin n'a pas été vérifiée, puisque la fragilité musculaire secondaire n'a pas été observée après lui.

« Lorsque la suppuration s'est faite, dit Velpeau, que des abcès se sont formés, il faut les ouvrir ; mais il ne faut le faire, ni trop tôt, avant que la fluctuation soit évidente (l'incision serait inutile) ; ni trop tard, parce que le pus pourrait gagner la cloison intermusculaire et donner naissance à un phlegmon diffus profond » [2].

M. Terrier a écrit depuis que « lors de suppuration diffuse ou localisée, idiopathique ou symptomatique, l'ouverture rapide des abcès est indiquée [3] ». Follin avait déjà écrit « qu'on doit ouvrir de bonne heure les abcès des muscles » [4].

---

(1) G. Hayem. *Dict. enc.*, *l. c.*, 744.
(2) Velpeau, *l. c.*, 601-1.
(3) A. Jamain et F. Terrier. 3ᵉ édit., *l. c.*, I, 604.
(4) E. Follin, *l. c.*, 166.

D'après M. le professeur Hayem, « la myosite ossifiante pro-gressive a été avantageusement modifiée par l'usage de l'iodure de potassium à l'intérieur et les onctions avec les pommades iodurées. »

On a aussi conseillé les mercuriaux (1).

Il demeure cependant établi que cette terrible maladie est encore au-dessus des ressources de l'art.

Il en est de même de la forme infectieuse, maligne de la myosite protopathique.

Follin indique cependant que dans ce cas « il faut s'abstenir d'émissions sanguines et s'opposer à ces graves accidents par des toniques, du repos, des incisions hâtives, etc. »

D'autres auteurs y ajoutent l'indication des excitants et des anti-septiques.

Le traitement des myosites symptomatiques ne comporte rien de bien spécial.

Il est dominé par le traitement de l'entité morbide, dont la phlegmasie musculaire n'est qu'une simple manifestation.

---

(1) G. Hayem. *Dict. enc.*, *l. c.*, p. 743-744.

Au moment où ce travail est sur le point de paraître, l'*Union médicale* (1) publie la note lue à la Société de médecine de Paris, dans la séance du 25 octobre dernier, par M. le docteur Onimus : « Considérations sur l'étiologie et le diagnostic de la paralysie atrophique de l'enfance. » (Duchenne, de Boulogne).

Dans cette note, M. Onimus admet « avec quelques auteurs, et principalement avec le docteur Rosenthal, qu'il y a *inflammation des muscles* avec congestion des vaisseaux de la moëlle ɔ dans la paralysie infantile.

Disons d'abord que nous partageons complètement l'avis de l'auteur lorsqu'il avance qu' « on confond la paralysie atrophique avec les cas légers d'hémiplégie infantile et surtout avec des parésies des membres inférieurs chez les enfants un peu faibles ou affaiblis par une maladie éruptive ; ce sont certainement des cas de cette dernière affection que l'on a fait rentrer dans la paralysie atrophique temporaire, et ce sont également des cas de ce genre que l'on a publiés comme cas de guérison complète de cette affection si rebelle. »

Il est juste de reconnaître cependant que M. Jules Simon a encore

---

(1) *Union médicale* du 28 décembre 1879, p. 996.

judicieusement insisté sur ce point de diagnostic dans ses récentes leçons sur la paralysie infantile (1).

Remarquons ensuite, au point de vue de la *nature de la paralysie atrophique*, que les observations de cette note ne donnent (non plus que les autres) aucune indication de chaleur locale, de rougeur et de tuméfaction de la région paralysée ; et surtout aucune indication qui puisse être rapprochée de cette *douleur* tenace et si intense qui domine la scène morbide au début de la maladie.

Nous croyons donc devoir faire une réserve sur ce point ; et, jusqu'à preuve contraire, il nous paraîtra juste de rapporter les premiers symptômes locaux de la paralysie atrophique de l'enfance à une simple congestion du tissu musculaire, ou, si l'on veut, à un début d'inflammation et non pas à une inflammation vraie.

Remarquons enfin, au point de vue du *diagnostic*, que l'élément douleur fait tellement défaut, que c'est comme par hasard « qu'on s'aperçoit » que l'enfant « ne peut plus tenir sur ses jambes. »

L'entourage est même tellement embarrassé pour trouver quelque chose d'anormal dans l'état qui a précédé la paralysie qu'on « attribue la maladie à des *convulsions internes*. »

Cet *élément douleur*, nul d'un côté, prédominant de l'autre, semble donc suffisant pour établir nettement le diagnostic différentiel entre la myosite et la paralysie atrophique de l'enfance, para-

---

(1) Dr Jules Simon. Leçons cliniques données à l'hôpital des enfants malades, et recueillies par M. Stackler ; publiées par l'*Union médicale*, 11-13-18 déc. 1879.

lysie essentielle de l'enfance, paralysie spinale infantile, paralysie atrophique graisseuse de l'enfance.

Nous pourrions donner les mêmes bases au diagnostic de la paralysie éphémère infantile (Jules Simon), paralysie temporaire (Kennedy) torpeur musculaire des jeunes enfants, qu'E. Chassaignac, le premier, a décrite sous le nom de paralysie douloureuse des jeunes enfants [1].

Cette maladie « paraît due à un tiraillement du plexus brachial par un mouvement brusque ou par une chûte. » Aussi la douleur est-elle toute spéciale.

Elle est d'ailleurs, comme la maladie elle-même, de très-courte durée, fugace, « éphémère, » et se distingue ainsi rapidement de celle de la myosite.

---

(1) E. Chassaignac. *Arch. gén de méd.*, 1856, p. 653.

(Extrait du *Journal des Sciences médicales de Lille*).

TABLE DES MATIÈRES.